中国妇幼保健协会全生命周期健康管理专业委员会（推荐）

Case Review and Analysis
of Maternal Near Miss

孕产妇危重症
案例评析

主编　朱丽萍

主审　潘琢如　李　力

中国科学技术出版社

·北 京·

图书在版编目（CIP）数据

孕产妇危重症案例评析 / 朱丽萍主编 . — 北京 : 中国科学技术出版社 , 2024.9
ISBN 978-7-5236-0626-1

Ⅰ . ①孕⋯ Ⅱ . ①朱⋯ Ⅲ . ①妊娠病—险症—诊疗 ②产科病—险症—诊疗
Ⅳ . ①R714.059.7

中国国家版本馆 CIP 数据核字 (2024) 第 071027 号

策划编辑	靳	婷	延	锦	
责任编辑	靳	婷			
文字编辑	韩	放			
装帧设计	佳木水轩				
责任印制	徐	飞			

出　　版	中国科学技术出版社
发　　行	中国科学技术出版社有限公司
地　　址	北京市海淀区中关村南大街 16 号
邮　　编	100081
发行电话	010-62173865
传　　真	010-62179148
网　　址	http://www.cspbooks.com.cn

开　　本	710mm×1000mm　1/16
字　　数	157 千字
印　　张	9.75
版　　次	2024 年 9 月第 1 版
印　　次	2024 年 9 月第 1 次印刷
印　　刷	北京盛通印刷股份有限公司
书　　号	ISBN 978-7-5236-0626-1/R·3221
定　　价	98.00 元

编著者名单

主　　编　朱丽萍　上海市健康促进中心

副 主 编　朱丽均　上海市妇幼保健中心

　　　　　张晓华　上海市闵行区妇幼保健院

顾　　问　华嘉增　上海市第一妇婴保健院

主　　审　潘琢如　上海交通大学医学院附属新华医院

　　　　　李　力　陆军军医大学陆军特色医学中心（大坪医院）

编　　者　（以姓氏笔画为序）

　　　　　毛红芳　上海市嘉定区妇幼保健院

　　　　　古　航　海军军医大学第一附属医院（长海医院）

　　　　　叶伟萍　上海市普陀区妇婴保健院

　　　　　严　萍　上海市浦东新区妇幼保健中心

　　　　　李　婷　上海市第六人民医院

　　　　　肖丽萍　上海市闵行区妇幼保健院

　　　　　陈　虹　上海市卫生健康委员会妇幼健康处

　　　　　陈映文　上海市金山区妇幼保健所

　　　　　徐先明　上海市第一人民医院

　　　　　谈月娣　上海市普陀区中心医院

　　　　　彭　华　上海市杨浦区妇幼保健院

学术秘书　李文先　上海市妇幼保健中心

　　　　　杨旭涵　上海市妇幼保健中心

内容提要

　　本书精选了近年来上海市孕产妇危重症评审中的代表性案例，以简明的文字、清晰的思路，高度还原了高风险孕产妇专案管理情况和危重孕产妇救治评审情况，共包括妊娠并发症及合并症 25 例，对提高孕产妇危重症救治的业务和管理水平具有很强的实用性和指导性。随着我国生育政策的放开，高龄和患有基础疾病的孕产妇比例增加，妊娠并发症或合并症发生风险增高，在母婴安全面临挑战的严峻形势下，本书关注从怀孕到产后的全程管理，聚焦孕产妇风险预警动态评估和危重症救治评审管理，浓缩了孕产妇危重症案例抢救的丰富经验和专家智慧，有助于提高医务人员对孕产妇危重症的早识别、早干预和早诊治能力，适合妇幼保健人员及临床医护人员参考阅读。

医学伦理学声明： 书中收录的案例均为真实的临床案例，且极具代表性，基于医学伦理学的尊重原则，在不影响科学性和背离临床的基础上，仅以姓氏区分患者，以便于读者阅读。

其他补充说明： ①由于书中收录的案例均采集自上海各大医疗机构，故出现本市均代表上海市，如市级妇幼保健专业机构即为上海市妇幼保健中心，区级妇幼保健所为上海市某区妇幼保健专业机构。②产科安全办公室：2013 年上海市卫生健康委员会发文要求全市所有助产医疗机构成立产科安全办公室，简称产安办，负责协调本院危重症孕产妇抢救的相关事宜。③孕产妇风险预警分类管理中"＋☆"的含义：《上海市孕产妇保健工作规范》（2020 版）中规定"同一颜色中存在多个疾病，在标识中央增贴☆标注"。④本书中涉及市危重孕产妇会诊抢救中心（简称"危重中心"）是指上海市卫生行政部门指定的危重孕产妇会诊抢救中心。⑤危重评审类别含义：《上海市孕产妇保健工作规范（2020 版）》中规定，危重评审类别分三类，A 类指临床救治和管理均规范，B 类指临床救治或管理存在不足，C 类指临床救治和管理均存在不足。

前　言

2021 年，国家卫生健康委印发了《母婴安全行动提升计划（2021—2025 年）》，在危重症救治水平提升行动方面，要求"规范开展孕产妇危急重症评审，开展从早孕建档到产后随访的全程分析，梳理各个环节存在的管理、技术问题，不断完善诊疗方案和管理制度"。

孕产妇危重症评审是近十余年来国内外新兴的加强孕产妇危重症管理的重要手段，是通过分析抢救成功案例，总结、推广行之有效的适宜技术和管理、服务经验，对存在的问题和不足提出改进意见，体现了保健与临床相结合的妇幼卫生工作方针，是改善母婴结局、提高产科服务质量、降低孕产妇死亡率的有效措施。

上海市的母婴安全工作在上海市卫生健康委员会领导及全市妇幼保健三级网络合力下，以项目为抓手注重体系建设，对标国内外要求，践行新理念、探索新模式，通过首创建立孕产妇风险预警管理和危重孕产妇转会诊救治网络与管理制度等一系列关口前移举措，近十年来取得了显著成效。2021 年，上海市孕产妇死亡率 1.60/10 万，婴儿死亡率 2.30‰，与世界发达国家水平持平。

受国家卫生健康委妇幼健康司委托，上海市承担了"孕产妇危重症评审案例研究"项目，通过调研、分析、总结，形成了危重孕产妇评审相关政策建议。同时，为提升基层工作人员危重救治能力，组织全市从事母婴安全工作的知名专家共同撰写《孕产妇危重症案例评析》，收集了近年来孕产妇危重症评审中的代表性案例 94 例，根据病种类型和成功经验精选出 25 例代表性案例，内容聚焦孕产妇危重症评审过程，融入历年来的上海实践经验，经过案例汇总、案例评审、指导建议等，描述案例从妊娠到产后的全过程管理，重点关注孕产妇危重管理和风险管理。每一案例都有"专家点评"，有利于读者从来自实践的真实案例中受益最大化。本书的撰写经历了案例收集、病史整理、逐一点评、专家审核、会审定稿等阶段，历时两年，凝聚了产科保健和临床多学科专家的心血与智慧。

谨将本书推荐给妇幼保健人员和临床医护人员，希望该书能为妇幼保健和临床医护人员专业素质和服务能力的进一步提升提供参考。

　　由于在专业理论和临床保健服务方面的认识和经验有限，本书在编写过程中可能遗有不尽如人意之处，恳请同仁不吝指正。

朱丽萍

目　录

上篇　妊娠并发症

下篇　妊娠合并症

附　录

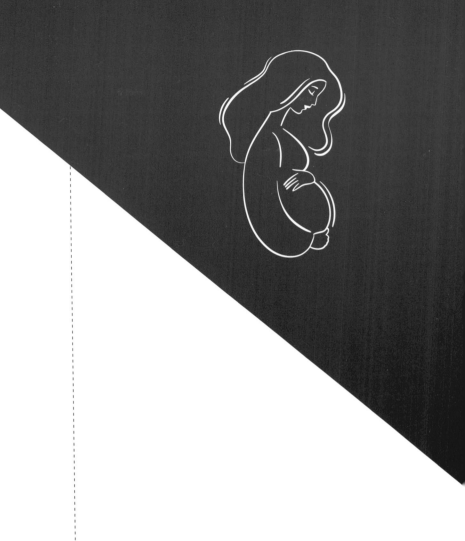

上篇　妊娠并发症

产科出血

案例 1　产后出血：胎盘植入

辅助生殖妊娠伴有前置胎盘等高危因素，更要关注产后出血，做好各种抢救预案。

【基本概况】

1. 基础信息　胡某，34 岁，本科学历，外省户籍，0-0-0-0，否认家族遗传病和慢性病史。

2. 社会经济背景　本人和配偶均为公司职员，家庭年收入 40 万元。

【本次妊娠情况】

末次月经：2017-07-06，预产期：2018-04-13。2017-07-23 于某院行胚胎移植术，早孕 B 超提示发现三胎妊娠，行减胎术减为双胎。孕期在三级甲等专科医院产前检查，共 5 次。2018-01-05（孕 26^{+1} 周）于三级甲等专科医院因先兆流产住院保胎治疗好转后出院，超声提示边缘性前置胎盘。2018-01-16（孕 27^{+5} 周）再次因先兆流产在三级甲等综合医院住院保胎治疗。

【病史摘要】

G1P0，2018-03-26 孕 37^{+3} 周，查两次尿蛋白 ++，血压正常，考虑边缘性前置胎盘，双胎妊娠，行剖宫产术终止妊娠。术前备红细胞悬液 4 单位，予颈静脉穿刺、深静脉置管，在椎管内麻醉复合静脉麻醉下行子宫下段剖宫产术，术中见子宫下段两侧血管怒张，15:54 头位娩出大女婴，体重 2380g，Apgar 评分 10 分，羊水 Ⅰ 度，15:55 臀位娩出小女婴，体重 1855g，Apgar 评分 9-10 分，羊水 Ⅱ 度，羊水量共约 800ml。胎盘位于宫腔后壁，达宫颈内口，部分胎盘自然剥离，部分胎盘与子宫下段后壁粘连，大小约 8cm×7cm，行人工剥离，胎盘剥离面血窦开放，活动性出血迅猛，予欣母沛（卡前列素氨丁三醇）、缩宫素、卡孕栓（卡前列甲酯栓）促进子宫收缩治疗，盐水纱布填塞压迫宫腔，快速缝合子宫。

16:08 估计出血约 1000ml，测血压 90/50mmHg，心率 80 次 / 分，予球囊压迫止血，仍有出血，申请红细胞悬液 3 单位，血浆 300ml。

16:20 收到红细胞悬液 4 单位，血浆 300ml，开始输血。

16:23 患者球囊压迫止血中，累计出血估计 1500ml。汇报产科主任及产科安全办公室。

16:40 患者神清，对答切题，贫血貌，测血压 110/70mmHg，心率 120 次 / 分，出血估计 1800ml，考虑失血性休克，再次申请输红细胞悬液 4 单位，血浆 400ml，并行双侧子宫动脉结扎术，产科主任来院。

16:46 测血压 80/60mmHg，心率 100 次 / 分，申请输纤维蛋白原 4g，人凝血酶原复合物 1800U，人血白蛋白 40g，冷沉淀 10 单位。

16:50 产科安全办公室人员到场协助抢救，同时麻醉科主任到场参加抢救。

17:00 出血估计共 3000ml，阴道内出血不凝，保守治疗无效，与家属沟通行全子宫切除术。病情汇报区妇幼保健所。

17:40 子宫已切除。

18:50 手术结束，术中生命体征基本平稳。术后盆腔内置负压引流管 1 根。术中共输红细胞悬液 8 单位，血浆 700ml，血小板 1 单位，纤维蛋白原 4g，人凝血酶原复合物 1800U，冷沉淀 7 单位，人血白蛋白 20g，晶体液 2100ml，血容量扩充剂 1000ml，术中尿量 200ml。术中共计出血 4100ml。

17:00 辅助检查结果：白细胞 2.40×10^9/L，血红蛋白 76g/L，红细胞压积 23.4%，血小板 76×10^9/L；凝血酶原时间 13.4s，纤维蛋白原 1.60g/L。

剖视子宫，见胎盘附着于子宫后壁，达宫颈内口，宫体下段后壁见大小约 8cm×8cm，疑似胎盘植入可能。

2018-03-31 术后第五天，复查血红蛋白 80g/L。

2018-04-01 术后第六天，产妇恢复可，予出院门诊随访。

危重诊断：产后出血（胎盘植入）。

【评审情况】

1. 组织评审机构 区妇幼保健所。

2. 评审级别 区级。

3. 评审类别 B。

4. 评审意见 见表 1-1 和表 1-2。

表 1-1 医疗服务六环节					
入 院	诊 断	医疗 / 管理 / 监测	护理 / 监测 / 执行医嘱	出 院	转诊*
√	√	√	√	√	1

*. 1 无；2 规范；3 不规范

表 1-2 医疗服务六个影响因素					
医务人员	医疗常规 / 治疗指南	设 备	药 物	组 织	管 理
√	不足	√	√	√	√

5. 孕产妇风险预警管理情况 见表 1-3。

表 1-3 孕产妇风险预警管理			
管 理	孕 周	筛查结果或风险分类	风险因素
初筛	不详	不详	不详
动态评估	孕 27^{+4} 周	黄色 + ☆	辅助生殖、双胎、边缘性前置胎盘
	孕 36^{+4} 周	黄色 + ☆	辅助生殖、双胎、边缘性前置胎盘

小结：孕产妇风险预警动态评估不规范

6. 高风险孕产妇专案管理情况 孕 26^{+1} 周前病史不详，孕产妇风险初诊评估情况不完整，26 周后按规范开展孕产妇风险预警管理工作，正确筛查、动态评估、按时随访。产时发生大出血及时启动危重孕产妇抢救绿色通道。

7. 危重孕产妇管理情况

(1) 危重报告情况

① 危重发生机构：三级甲等综合医院。

危重发生时间：2018-03-26 17:00。

危重发生地点：手术室。

② 危重发生后第一时间处理的医生资质和所属专业科室。

医生资质：副主任医师。

所属专业科室：产科。

③ 危重上报时间。

医院短信上报区妇幼保健所：2018-03-26 17:04。

区妇幼保健所短信上报市妇幼保健机构：2018-03-26 17:36。

区妇幼保健所邮件上报市妇幼保健机构：2018-03-26 22:55。

(2) 危重转会诊情况

① 会诊情况：院内（麻醉科）会诊，会诊医生为高级职称。

② 转诊情况：院内救治，无转诊。

③ 危重孕产妇多学科管理情况：无院外会诊和转诊。

【成功经验】

1. 临床救治要点　按照手术风险和等级，副主任医师参与手术，发生危重时及时启动危重孕产妇抢救绿色通道，各级医师迅速到位并展开抢救，及时给予止血及输血治疗，确保抢救成功。

2. 孕产期保健管理要点　孕期按规范接诊，及时进行孕产妇风险预警动态评估。病史中孕 26^{+1} 周前不完整，无法判断。

【需改进之处】

1. 临床救治　前置胎盘导致出血的预判，以及产时出血量估计准确。应提高前置胎盘剖宫产术中胎盘剥离面出血的处理技能。

2. 保健管理　孕 26^{+1} 周前孕产妇风险初筛评估情况不完整。

【专家点评】

此案例为辅助生殖儿，双胎，先兆流产住院保胎两次，超声提示边缘性前置胎盘。孕 37^{+3} 周因蛋白尿 ++，决定剖宫产，在剖宫产前评估过此孕妇产后出血的风险率高，所以术前予备红细胞悬液 4 单位，颈静脉穿刺深静脉置管。建议术者术前充分了解胎盘位置和术前血红蛋白化验结果。

双胎手术时，两胎儿娩出时间仅相差 1min，时间过短，在没有胎儿窘迫的情况下，适当延长两胎儿娩出时间间隔，子宫缓慢缩小，或可减少产后出血量。另外，患者在术前即发现为边缘性前置胎盘，虽然在术前已经进行了静脉穿刺、深静脉置管等开放静脉的措施，但手术医生的资质不详，术中在发生剥离面出血时，未采用局部缝扎、B-Lynch 缝合等方式止血。对于双胎、边缘性前置胎盘的孕妇，非急诊的情况下，在下午近 5:00 接近下班时间择期手术的原因未提及。以上问题反映临床医生对于该例产后出血量的临床预案准备不足，而在区级评审中，未充分分析和表达。

发生危重症后及时启动危重孕产妇流程，包括临床和管理，救治成功。

案例 2　产后出血：宫缩乏力

妊娠合并子宫肌瘤，剖宫产时剥除肌瘤需慎重。

【基本概况】

1. 基础信息　沈某，40 岁，本科学历，上海户籍，0-0-0-0，否认家族遗传病和既往史。

2. 社会经济背景　本人及配偶商业服务工作，家庭月收入中等。

【本次妊娠情况】

末次月经 2019-09-01，预产期 2020-06-07。外院规律产前检查，追问病史孕前 1 年体检未见肌瘤。产前检查示子宫肌瘤 5cm，具体不详。产前检查时肌瘤逐渐增大。孕期 OGTT 4.28mmol/L → 10.62mmol/L → 7.16mmol/L，诊断为妊娠期糖尿病，饮食、运动控制可。

【病史摘要】

孕期定期产前检查 12 次。追问病史孕前 1 年体检未见肌瘤。产前检查示子宫肌瘤 5cm，具体不详。产前检查时肌瘤逐渐增大。2020-05-25 腹部超声提示：子宫左侧壁见两个低回声，大小分别为 107mm×86mm×96mm、63mm×45mm×61mm，包膜均完整，相互紧贴，分界不清。38 周要求剖宫产，入院待产。

体格检查：体温 37℃，脉搏 78 次 / 分，呼吸 18 次 / 分，血压 114/75mmHg，胎位 LOA，胎心 145 次 / 分，宫高 39cm，腹围 103cm。

2020-05-28（孕 38^{+4} 周）12:15 行子宫下段剖宫产术及子宫肌瘤剥除术，术中出血约 500ml，子宫肌瘤直径约 16cm，止血满意安返病房。19:45 产妇阴道出血约 400ml，予子宫按摩，心率 93 次 / 分，血压 116/78mmHg。21:00 查体，宫底脐下 1 指，收缩可。取出血块约 100ml，予安列克（卡前列素氨丁三醇注射液）0.25mg 肌内注射。缩宫素 20U 静脉滴注维持。万汶（羟乙基淀粉 130/0.4 氯化钠注射液）补液对症。22:00 按压宫底，阴道流血约 150ml。22:35 复查仍有阴道出血，约 300ml，宫底脐下 1 指，宫缩可，予球囊注水 750ml 压迫止血。23:30 予缩宫素 20U 静脉滴注维持。

2020-05-29 00:15 阴道检查，阴道内大量积血伴血块 200ml 宫腔引流约 100ml，考虑球囊填塞效果欠佳。汇报科主任，同时上报总值班，请介入科主任急会诊，行子宫动脉栓塞治疗。01:45 输注红细胞悬液 4 单位和血浆 4 单位，地塞米松 5mg 肌内注射。01:50 行介入栓塞术，02:50 估计产后出血量共 2000ml，短信汇报产科安全办公室、区妇幼保健所。03:30 手术结束，安返病房，阴道检查，可见陈旧血块，无活动性出血。03:50 予纤维蛋白原注射液 500mg 静脉滴注。

危重诊断：产后出血。

【评审情况】

1. 组织评审机构　区妇幼保健所。

2. 评审级别　区级。

3. 评审类别　A。

4. 评审意见　见表 1-4 和表 1-5。

表 1-4　医疗服务六环节

入　院	诊　断	医疗 / 管理 / 监测	护理 / 监测 / 执行医嘱	出　院	转诊*
√	√	√	√	√	1

*.1 无；2 规范；3 不规范

表 1-5 医疗服务六个影响因素

医务人员	医疗常规/治疗指南	设 备	药 物	组 织	管 理
√	√	√	√	√	√

5. 孕产妇风险预警管理情况 见表 1-6。

表 1-6 孕产妇风险预警管理

管 理	孕 周	筛查结果或风险分类	风险因素
初筛	孕 8^{+3} 周	阳性	>35 岁
动态评估	初诊	黄色 + ☆	高龄，子宫肌瘤（≥5cm）；GDMA1
	孕 28 周	黄色 + ☆	高龄，子宫肌瘤（≥5cm）；GDMA1
	孕 38 周	黄色 + ☆	高龄，子宫肌瘤（≥5cm）；GDMA1
	产后	红色	产后出血 2000ml

小结：孕产妇风险预警动态评估完整、规范

6. 高风险孕产妇专案管理情况 该孕妇孕期妊娠风险预警动态评估为黄色一般风险，发生危重后该医疗机构（市级危重孕产妇会诊抢救中心）充分发挥危重中心的多学科协助抢救作用。危重上报后由区妇幼保健所进行专案管理，危重解除后至产后 42 天由所在地妇幼保健所进行随访管理。

7. 危重孕产妇管理情况

(1) 危重报告情况

① 危重发生机构：三级综合医院。

危重发生时间：2020-05-28 02:50。

危重发生地点：产科病房。

② 危重发生后第一时间处理的医生资质和所属专业科室。

医生资质：副主任医师。

所属专业科室：产科。

③ 危重上报时间。

医院短信上报区妇幼保健所：2020-05-28 02:55。

区妇幼保健所短信上报市妇幼保健机构：2020-05-28 03:11。

区妇幼保健所邮件上报市妇幼保健机构：2020-05-28 07:40。

(2) 危重转会诊情况

① 会诊情况：危重发生在危重孕产妇会诊抢救中心，院内会诊医生为介入科副主任医师。

② 转诊情况：危重发生在市级危重孕产妇会诊抢救中心，未转诊。

③ 危重孕产妇抢救多学科管理情况：产妇产后出血尚未达到危重上报标准时，已及时请介入科会诊。

【成功经验】

1. 临床救治要点　该例剖宫产术后 6h 发生产后出血，及时发现予以处理。抢救成功主要依赖全院多学科协助，血管介入科是保障。

2. 孕产期保健管理要点　术后动态评估产妇子宫收缩及阴道出血情况，及时发现异常情况，尽早处理是危重抢救成功的保障。

【需改进之处】

临床救治　该患者术后观察不够严密，对于一次出血量就有 400ml 的患者，1h 评估一次间隔时间过长。整个抢救过程仅用了一次安列克（卡前列素氨丁三醇注射液），且剂量偏小，2 次 20U 缩宫素维持，亦可增加其他药物和持续按摩子宫，球囊在出血后 3h 安放偏晚，一开始补液扩容时未考虑使用晶体而是首先用万汶（羟乙基淀粉 130/0.4 氯化钠注射液），可积极采取措施避免如此多的出血量。

【专家点评】

对妊娠合并子宫肌瘤患者，剖宫产术是否同时行子宫肌瘤剥除术，仍有争议，需术前和术时充分评估，避免发生产后出血情况。以确保母婴安全为主，如行子宫肌瘤剥除术，术后应严密观察生命体征等相关情况，发现异常及时检查原因、及时处理。

此案例在孕期发现子宫肌瘤，且随孕期逐渐增大，决定分娩方式前需评估是否可以阴道试产，子宫肌瘤是否阻塞软产道，影响胎儿娩出。如果可以阴道分娩，需做好产后出血的预防方案和观察产后发生肌瘤变性的可能。

病史采集中未描写剖宫产术时子宫肌瘤与剖宫产切口的关系，如果影响胎儿娩出，需行肌瘤剥除术。如果与切口无关，同时行子宫肌瘤剥除术存争议。原则上剖宫产同时不建议行子宫肌瘤剥除术。但不剥除子宫肌瘤，术后也有产后子宫收缩乏力和肌瘤变性发生可能。需加强医患沟通深入术前谈话。总之，妊娠合并子宫肌瘤分娩前和术时评估很重要。而且仅考虑肌瘤剥除不剥除对于该案例的分析尚不够到位。如此大的肌瘤，即便不剥除，产后子宫收缩乏力的可能性也较大，也应该充分评估患者血容量、血红蛋白量和对产后出血的耐受情况。发生产后出血时观察与处理不够积极，导致患者出血增多。

案例 3　产后出血：剖宫产子宫切口撕伤

产程中急诊剖宫产术，应特别关注剖宫产切口是否有延伸撕裂！

【基本概况】

1. 基础信息　李某，41 岁，初中学历，外省户籍，2-0-1-2，1999 年及 2006 年分别足月分娩。2015 年早孕人工流产 1 次。家族史和既往史无特殊。

2. 社会经济背景　本人为公司职员，配偶职业及家庭经济收入情况不详。

【本次妊娠情况】

末次月经 2018-04-22，预产期 2019-01-29。无创 DNA、B 超大排畸无异常，OGTT 为正常范围。孕期三级甲等综合医院产前检查共 5 次，各项化验中血红蛋白 109g/L，示轻度贫血，余无明显异常。

【病史摘要】

孕妇于孕 36^{+5} 周，因不规则下腹痛，无阴道流血及排液，来院就诊，门诊拟 "①宫内孕 36^{+5} 周，G4P2，ROT；②高龄产妇；③妊娠合并轻度贫血；④脐带绕颈 1 周"，收入院待产。

入院体格检查：腹围 105cm，宫高 35cm，胎儿估计 3700g。

2019-01-25（孕 39^{+5} 周）行阴道检查宫口开 1 指，先露头，胎膜未破，因考虑近 2 日胎心监护加速欠满意，不规则宫缩时间长，10:00 行人工破膜术。

14:00 行阴道检查宫口开 2 指，先露头，S-1.5，胎心 142 次/分，宫缩每 7～8 分钟 1 次，持续 20s，考虑宫缩较弱，予缩宫素 2.5U 加入补液，静脉滴注，加强宫缩。

18:30 产妇宫缩每 4～5 分钟 1 次，持续 25s，强度中弱，宫口开 3cm，先露 0，胎心 138 次/分，停缩宫素引产，送产房待产。

20:00 产妇宫口开 4cm，先露 0，情绪烦躁不安，自诉腰部及下腹部疼痛，心电监护中血压心率在正常范围。行阴道检查后发现胎位为枕后位，考虑患者持续性枕后位，产程进展不明显，拟急诊行子宫下段剖宫产术。

21:00 患者家属到场。

21:48 剖宫产胎儿娩出顺利，体重 4200g，21:51 患者突然昏迷呼之不应，血压降至 46/30mmHg，心率 60 次/分，血氧饱和度 99%，立即去甲肾上腺素 40μg 及 60μg 静脉注射，收缩压上升维持在 60～70mmHg。同时麻醉医师迅速给予气管插管，地塞米松 20mg 静脉推注。同时呼叫备班麻醉医师和妇产科备班医师及产科主任，联系血库备血，联系总值班。胎盘娩出顺利，子宫收缩可，质地硬，迅速钳夹子宫切口后发现盆腔内积血仍增多，故探查盆腔发现子宫后壁下段右侧靠近阔韧带处破裂口约 4cm×2cm，见活动性出血，大量鲜血涌出，子宫后壁浆膜面见炎症性改变。迅速钳夹并缝合子宫破裂口和子宫切口，估计出血量 2500ml，联系产科安全办公室参与抢救。

23:04 输注红细胞悬液 2 单位，血浆 2 单位，冷沉淀 6 单位，纤维蛋白原 2g，人凝血酶原复合物 1500U。

23:04 产科主任到场协助缝合子宫破裂口。估计出血量 3000ml。电话联系危重孕产妇会诊抢救中心主任到场。

23:26 血常规提示：血红蛋白 28g/L，血小板 $42×10^9$/L，纤维蛋白原 0.48g/L。继续申请红细胞悬液 4 单位，血浆 4 单位，冷沉淀 4 单位。

2019-01-26 00:05 危重孕产妇会诊抢救中心主任到场，检查子宫收缩可，质地硬，子宫破裂口未见明显渗血，考虑可子宫保留，行双侧输卵管结扎并放置腹腔引流管。建议关腹后行子宫动脉栓塞术。

01:10手术结束。估计总出血量3500ml。共输血：红细胞悬液6单位，血浆6单位，冷沉淀10单位，人纤维蛋白原2g，人凝血酶原复合物1500U，血小板2单位，人血白蛋白10g。患者生命体征平稳后即转入介入科行子宫动脉栓塞术。

2:30子宫动脉栓塞术顺利，即转ICU观察。

2019-01-26 04:56患者自主呼吸良好，拔除气管插管，鼻导管吸氧。

术后当天生命体征稳定。查血常规血红蛋白65g/L，血小板103×10^9/L，凝血功能正常。

术后第二天，查盆腔超声：盆腔见少量游离无回声区，范围约17mm×23mm。腹腔见游离无回声区，较深处约35mm。血红蛋白85g/L。

患者术后第6天，一般情况好，患者及家属要求出院，予出院。

危重诊断：产后出血、失血性休克、子宫切口撕伤。

【评审情况】

1.组织评审机构　区妇幼保健所。

2.评审级别　区级。

3.评审类别　B。

4.评审意见　见表1-7和表1-8。

表1-7　医疗服务六环节					
入　院	诊　断	医疗/管理/监测	护理/监测/执行医嘱	出　院	转诊*
√	√	√	√	√	1

*.1无；2规范；3不规范

表1-8　医疗服务六个影响因素					
医务人员	医疗常规/治疗指南	设　备	药　物	组　织	管　理
√	不足	√	√	√	√

5. 孕产妇风险预警管理情况 见表 1-9。

管 理	孕 周	筛查结果或风险分类	风险因素
初筛	不详	不详	不详
动态评估	初诊（孕17周）	橙色	年龄≥40岁
	孕28周	橙色	年龄≥40岁
	孕36周	橙色	年龄≥40岁
	产后	红色	子宫破裂伴休克

表 1-9　孕产妇风险预警管理

小结：孕产妇风险预警动态评估完整、规范

6. 高风险孕产妇专案管理情况 该孕妇因"高龄，＞40岁"三级甲等综合医院产前检查，剖宫产时发现子宫破裂伴失血性休克报危重，全院大会诊并于手术台上请对口的市级危重孕产妇会诊抢救中心会诊。局部缝合止血，术后 DSA。

7. 危重孕产妇管理情况

(1) 危重报告情况

① 危重发生机构：三级甲等综合医院。

危重发生时间：2019-01-25 21:51。

危重发生地点：手术室。

② 危重发生后第一时间处理的医生资质和所属专业科室。

医生资质：副主任医师。

所属专业科室：妇产科和麻醉科。

③ 危重上报时间。

医院短信上报区妇幼保健所：2019-01-25 23:30。

区妇幼保健所短信上报市妇幼保健机构：2019-01-26 00:10。

区妇幼保健所邮件上报市妇幼保健机构：2019-01-26 04:10。

(2) 危重转会诊情况

① 会诊情况：院内院外会诊医生均为高级职称。

② 转诊情况：手术台上请对口危重孕产妇会诊抢救中心主任医师会诊，未转诊。

③ 危重孕产妇多学科管理情况：市级危重孕产妇会诊抢救中心 1h 到达会诊，院内有针对危重孕产妇的多学科团队管理。

【成功经验】

1. 临床救治要点 术中发现子宫切口撕伤、失血性休克后，及时上报产科主任及产科安全办公室，台上医护人员立即予抗过敏、纠正呼吸循环功能衰竭和改善低氧血症、抗休克，并局部止血，输血和输注凝血因子及时，术后 DSA。救治及时有效。

2. 孕产期保健管理要点 因"高龄"初诊即孕产妇风险预警动态评估为橙色，按高风险专案规范管理。

【需改进之处】

胎儿体重估计准确性有待加强。枕后位剖宫产胎头娩出时需注意预防切口撕裂。

【专家点评】

此产妇，41 岁，1999 年和 2006 年分别为足月分娩，病史中未提供当时新生儿体重及分娩产程情况。此次妊娠孕 36 周入院，于 39 周引产，估计胎儿体重 3700g。依据描述，产程中宫口开 3cm，宫缩强度中弱，持续 25s。停滴缩宫素。宫口开 4cm，产程停顿，未描述宫缩情况，孕妇有烦躁不安，阴道检查持续性枕后位决定剖宫产术。新生儿娩出后发现子宫后壁下段右侧靠近阔韧带处破裂口约 4cm×2cm，见活动性出血，大量鲜血涌出，新生儿体重 4200g。

此产妇，尽管有两次 15 年前的足月分娩史，但此次胎儿 4200g，在分娩前估计胎儿体重 3700g，估计不足。进入产程后的急诊剖宫产，因子宫水肿，尤其是胎先露为枕后位时，娩出胎头时子宫切口容易撕裂，且胎儿大，更容易子宫切口延伸撕裂，胎头娩出时尽量转成枕前位，需要非常有经验的产科医师施行剖宫产术。发生大出血休克抢救，抢救及时，预后良好。该孕妇有先兆子宫破裂的高危因素和临床表现，剖宫产术的手法对于子宫后壁的影响较小，术中未描述是组织剪剪开的子宫切口还是徒手撕延切口，需考虑是否存在其他原因导致撕裂，例如，宫口开 4cm 时产妇烦躁不安时已经存在破裂可能，其他支持诊断内容不足，可能子宫破裂与撕裂伤并存。建议加强对产科医生业务技能培训。

妊娠期高血压疾病

案例 4　重度子痫前期并发 HELLP 综合征（一）

HELLP 综合征不仅仅是重度子痫前期的严重并发症，还需要认识到它与更多因素和其他疾病相关联，必须全面正确评估病情与积极治疗。

【基本概况】

1. 基础信息　杨某，35 岁，研究生学历，外省户籍，已婚，0-0-0-0，家族史：母亲高血压史，既往史：无。

2. 社会经济背景　本人为专业技术人员，配偶职业及经济收入情况不详。

【本次妊娠情况】

末次月经 2018-11-15，预产期 2019-08-22，孕 9 周在社区早孕建册，孕 12 周于社会办非营利性医疗卫生机构初诊建卡，定期产前检查 10 次（产前检查资料未见），风险评估为橙色（初诊和孕 27^{+5} 周因为年龄≥35 岁、有甲状腺疾病需服药）。

【病史摘要】

患者定期至社会办非营利性医疗卫生机构产前检查，自诉产前检查无明显异常（具体产前检查资料未见），共 10 次。2019-07-11（孕 34 周）产前检查提示随机尿蛋白＋。2019-07-14（孕 34^{+3} 周）无明显诱因出现下腹痛，伴腹泻，无发热及恶心呕吐。2019-07-15（孕 34^{+4} 周）出现黑粪同时伴少尿。2019-07-17（孕 34^{+6} 周）夜间腹痛有加重，持续 6h 后缓解。

2019-07-18（孕 35 周）转诊于三级甲等综合医院，血压增高至 170/110mmHg，血红蛋白 117g/L，血小板计数 $46×10^9$/L，肝功能 ALT 664U/L、AST 511U/L，总胆红素 33.3μmol/L，24h 尿蛋白定量 3g/L。16:00 平车推入院。

体格检查：体温 36.5℃，脉搏 67 次 / 分，呼吸 18 次 / 分，血压 181/110mmHg。

全身皮肤黏膜无黄染，心肺听诊无异常。腹膨隆，肝脾肋下未触及。产科检查：宫高 35cm，腹围 95cm，估计胎儿体重 2500g，胎方位 LOA，胎心率 142 次 / 分，无宫缩，胎先露：头，浮，宫颈管未消退，宫口未开，胎膜未破。

入院后血压最高达 181/110mmHg，即予硝苯地平降压，心电监护，留置导尿管，急查相关化验，16:04 硫酸镁解痉。16:07 给予地塞米松 10mg 肌内注射，床旁 B 超：肝胆胰脾未见明显异常回声，复测血压仍偏高。16:20 改为尼卡地平降压，结合病史及辅助检查，诊断"重度子痫前期合并 HELLP 综合征"，属危重孕产妇范畴，考虑孕周满 34 周，故急诊手术终止妊娠。立即汇报产科安全办公室、医疗总值班、上报区妇幼保健所，启动危重孕产妇抢救流程。组织妇产科、血液科、麻醉科、消化科、ICU 全院大会诊。

讨论意见：病情危重，需尽快终止妊娠。术前给予人免疫球蛋白注射液冲击治疗，麻醉方式为全身麻醉，术中给予输注血小板 10 单位，术中术后注意补液量及输液速度，术后给予质子泵抑制药护胃治疗，转 ICU 监护。

2019-07-18 入院当天在全身麻醉下行子宫下段剖宫产术，19:36 娩一活男婴，重 2300g，Apgar 评分 9-10 分。脐带长 50cm，无绕颈，羊水色清，量约 800ml，胎盘胎膜娩出完整，子宫收缩好，双侧附件未见明显异常。术中出血 400ml。术后安返病房，测血压 150/110mmHg，给予一级护理，留置导尿管，预防感染、促进子宫收缩、降压、镇静、解痉等对症治疗，产后子宫收缩可，阴道出血不多。

术后继续预防感染、缩宫素静脉滴注、尼卡地平静脉泵入降压、地西泮肌内注射镇静、硫酸镁静脉滴注解痉，易善复（多烯磷脂酰胆碱）静脉滴注保肝降酶对症治疗。术后第一天查肝功能 ALT 415U/L、AST 155U/L，总胆红素 29.7μmol/L，白蛋白 27g/L，BNP 65.09pg/ml，血红蛋白 99g/L，血小板计数 60×10^9/L。给予人血白蛋白静脉滴注纠正低蛋白血症，给予丙种球蛋白静脉滴注，提升血小板，给予艾司奥美拉唑护胃，控制液体量及液体滴速，病情逐渐好转。血压平稳后改用硝苯地平 10mg，每 6 小时 1 次，拉贝洛尔 100mg 每 8 小时 1 次口服降压，睡前给予地西泮口服镇静，术后复查粪常规未见隐血，复查转氨酶下降后易善复（多烯磷脂酰胆碱）改口服治疗。产妇术后为血栓高危人群，需抗凝治疗，预防血栓。

2019-07-25 复查肝功能：ALT 101U/L，AST 正常，总胆红素正常，白蛋白

36g/L，血红蛋白 94g/L，血小板计数 231×10^9/L。

产妇强烈要求出院，于 2019-07-27 产后第 9 天签字出院。

危重诊断：重度子痫前期并发 HELLP 综合征。

【评审情况】

1. 组织评审机构　区妇幼保健所。

2. 评审级别　区级。

3. 评审类别　A。

4. 评审意见　见表 1-10 和表 1-11。

表 1-10　医疗服务六环节

入 院	诊 断	医疗 / 管理 / 监测	护理 / 监测 / 执行医嘱	出 院	转诊 *
√	√	√	√	√	2

*. 1 无；2 规范；3 不规范

表 1-11　医疗服务六个影响因素

医务人员	医疗常规 / 治疗指南	设 备	药 物	组 织	管 理
√	√	√	√	√	√

5. 孕产妇风险预警管理情况　见表 1-12。

表 1-12　孕产妇风险预警管理

管 理	孕 周	筛查结果或风险分类	风险因素
初筛	孕 9 周	阳性	高龄
	初诊（孕 12 周）	橙色	年龄≥35 岁，甲状腺疾病需服药
动态评估	孕 27^{+5} 周	橙色	年龄≥35 岁，甲状腺疾病需服药
	孕 35^{+6} 周	橙色	年龄≥35 岁，甲状腺疾病需服药
	孕 34 周	红色（危重）	重度子痫前期合并 HELLP 综合征

小结：孕产妇风险预警动态评估完整、规范

6. 高风险孕产妇专案管理情况　该孕妇孕 9 周社区早孕建册，风险初筛阳性。孕 13 周在社会办非营利性医疗卫生机构初诊建卡，风险预警动态评估为橙色（年龄≥35 岁，甲状腺疾病需服药），后定期产前检查 10 次，由区妇幼保健所定期随访。

7. 危重孕产妇管理情况

(1) 危重报告情况

① 危重发生机构：三级甲等综合医院。

危重发生时间：2019-07-18 16:30。

危重发生地点：妇产科。

② 危重发生后第一时间处理的医生资质和所属专业科室。

医生资质：主任医师。

所属专业科室：妇产科。

③ 危重上报时间。

医院短信上报区妇幼保健所：2019-07-18 17:30。

区妇幼保健所邮件上报市妇幼保健机构：2019-07-18 18:00。

(2) 危重转会诊情况

① 会诊情况：院内外会诊情况有妇产科、血液科、麻醉科、消化科、ICU 等科室全院大会诊，均为副主任医师。

② 转诊情况：转诊。

③ 危重孕产妇多学科管理情况：危重孕产妇会诊抢救中心快速响应，有针对危重孕产妇的多学科团队。

【成功经验】

1. 临床救治要点　孕妇入院后即明确诊断，同时开通绿色通道，启动危重孕产妇抢救流程，院内多学科会诊，联合制订抢救方案，方案正确有效，有力保障了母婴安全。

2. 孕产期保健管理要点　孕妇于孕 9 周早孕建册，孕 13 周至社会办非营利性医疗卫生机构建卡，风险预警动态评估为橙色，区妇幼保健所定期随访。出院后，由社区卫生服务中心定期随访至产后 42 天结案。

【专家点评】

本案例为高龄孕产妇，有妊娠保健意识，孕早期建册，孕中期建大卡，定期产前检查。此次起病先以消化道症状：腹泻腹痛、黑便3～4天去医院急诊救治，测血压最高达181/110mmHg，24h尿蛋白定量3g/L，肝功能ALT 664U/L、AST 511U/L，总胆红素33.3μmol/L，血小板46×10^9/L，符合重度子痫前期并发HELLP综合征的诊断。抢救及时、果断、有效，取得母婴安全的结局。

HELLP综合征在妊娠中发生率为0.5%～0.9%，在重度子痫前期患者中的发病率为10%～20%，对于HELLP综合征的认识，更多的是与重度子痫前期相关联，被认为是子痫前期的严重并发症，有可伴或不伴子痫前期的HELLP综合征，临床表现复杂，且变化多样，可发生在妊娠中期到产后数天，且病情易加重变化，严重影响母婴预后。

HELLP综合征与早发型子痫前期、抗磷脂综合征、溶血性尿毒症综合征（hemolytic uremic syndrome，HUS）、血栓性血小板减少性紫癜（thrombotic thrombocytopenic purpura，TTP）均有相似处，均存在交互重叠的临床表现。故在诊断HELLP综合征时，必须与上述疾病作鉴别诊断。60%～80% TTP患者表现为血小板减少性紫癜、微血管病性溶血性贫血、中枢神经系统症状，多见于妊娠晚期和产后发生，尤以中枢神经系统症状为主要临床表现。HUS多发生于产后1周左右，表现有急性肾衰竭、微血管病性溶血性贫血，即使终止妊娠也较难缓解病情。

HELLP综合征治疗的关键：早诊断、早治疗，及时终止妊娠，挽救母婴生命。产前检查医生应对高风险孕妇产前检查，要加以重视，密切随访，以便早期发现。

案例5 重度子痫前期并发 HELLP 综合征（二）

子痫前期的患者，在产后仍有可能发展为HELLP综合征，应重视产后血液分析和肝功能等检查。

【基本概况】

1. 基础信息 龙某，28岁，本科学历，外省户籍，0-0-1-0，2017年早孕人工流产一次。否认家族遗传病、智力低下等遗传性疾病史。

2. 社会经济背景　本人物业公司客服，配偶为公司保安。经济情况不详。

【本次妊娠情况】

末次月经 2019-12-17，预产期 2020-09-24，此次受孕辅助生殖，双绒双胎，规律产前检查 11 次，NT（-），无创 DNA 低风险。大排畸未见明显异常，孕期 OGTT 正常。

【病史摘要】

末次月经 2019-12-17，预产期 2020-09-24，此次辅助生殖受孕，双绒双胎，规律产前检查 11 次，NT（-），无创 DNA 低风险。大排畸未见明显异常，孕期 OGTT 正常。孕期产前检查否认蛋白尿、血压异常等。末次产前检查 B 超（2020-07-29）示：双胎胎儿生长与孕周相符。末次产前检查：2020-08-12（孕 34^{+1} 周），无特殊。8 月 24 日（孕 35^{+6} 周）凌晨 5:00 左右出现阴道少量见红，无腹痛腹胀，无阴道流液，查宫口未开，急诊收入院。

体格检查：体温 36.5℃，脉搏 85 次/分；呼吸 20 次/分，血压 135/88mmHg。

入院生化报告报危急值：总胆红素 50.9μmol/L，直接胆红素 38.2μmol/L，ALT 147U/L，AST 144U/L，白蛋白 34.8g/L，总胆汁酸 55μmol/L，诊断为重度 ICP。于入院当日在硬膜外麻醉下行剖宫产术，术中娩出大女婴（2450g），Apgar 评分 9-9 分；小女婴（2360g），Apgar 评分 9-10 分。手术顺利，术中见羊水Ⅲ度，酱油色，性质稀。失血 300ml，留复苏室观察 2h 后安返病房，阴道流血少。回病房后，血压 140/（90～100）mmHg，无头晕头痛眼花，尿蛋白(+)，诊断为"重度子痫前期"予以硫酸镁解痉，拉贝洛尔口服降压，21:00 复查血全检，红细胞 3.19×10^{12}/L，血红蛋白 104g/L，红细胞压积 29.4%，血小板 94×10^9/L（入院血小板 118×10^9/L），凝血正常，转氨酶较入院时有所下降。升级诊断为"HELLP 综合征"上报危重。术后予以解痉降压保肝降胆酸等对症治疗，患者恢复可，于术后第四天出院。

危重诊断：重度子痫前期并发 HELLP 综合征。

【评审情况】

1. 组织评审机构 区妇幼保健所。

2. 评审级别 区级。

3. 评审类别 A。

4. 评审意见 见表 1-13 和表 1-14。

表 1-13　医疗服务六环节					
入　院	诊　断	医疗 / 管理 / 监测	护理 / 监测 / 执行医嘱	出　院	转诊*
√	√	√	√	√	1

*. 1 无；2 规范；3 不规范

表 1-14　医疗服务六个影响因素					
医务人员	医疗常规 / 治疗指南	设　备	药　物	组　织	管　理
√	√	√	√	√	√

5. 孕产妇风险预警管理情况 见表 1-15。

表 1-15　孕产妇风险预警管理			
管　理	孕　周	筛查结果或风险分类	风险因素
初筛	11^{+6}周	阳性	辅助生殖双胎妊娠
	初诊孕 12 周	黄色	辅助生殖双胎妊娠
	孕 30 周	黄色	同上
动态评估	孕 36 周	黄色	同上
	入院时	黄色	同上
	产褥早期	红色	HELLP 综合征

小结：孕产妇风险预警动态评估完整、规范

6. 高风险孕产妇专案管理情况 主任医师全程管理，及时诊断，及时终止妊娠，患者无明显并发症，治愈出院。

7. 危重孕产妇管理情况

(1) 危重报告情况

① 危重发生机构：三级专科医院。

危重发生时间：2020-08-24 22:00。

危重发生地点：住院部病房。

② 危重发生后第一时间处理的医生资质和所属专业科室。

医生资质：主任医师。

所属专业科室：产科。

③ 危重上报时间。

医院短信上报区妇幼保健所：2020-08-25 00:10。

区妇幼保健所短信上报市妇幼保健机构：2020-08-25 00:28。

区妇幼保健所邮件上报市妇幼保健机构：2020-08-25 01:10。

(2) 危重转会诊情况

① 会诊情况：院内会诊，会诊医生均为主任医师。

② 转诊情况：无。

③ 危重孕产妇多学科管理情况：危重孕产妇会诊抢救中心快速响应。

【成功经验】

1. 临床救治要点 术后发现相关化验指标持续异常，注意妊娠晚期肝功能异常鉴别诊断，及时诊治，预后良好。

2. 孕产期保健管理要点 积极落实孕产妇风险预警动态评估，及时发现病情变化。

【需改进之处】

HELLP 综合征发病过程中有不典型的症状、体征及实验室指标的提示，临床诊治过程中需加强关注，及时诊治。

【专家点评】

该孕妇辅助生殖双绒双胎，孕期在三级专科医院产前检查。产前检查中无高血压和蛋白尿，因"孕 35^{+6} 周，见红"入院，实验室检查发现重度 ICP，予剖宫产终止妊娠，术后有血压升高，蛋白尿，诊断为重度子痫前期，用硫酸镁解痉，拉贝洛尔降压，术后 6h 有血小板较入院时下降，诊断为 HELLP 综合征，上报危重。HELLP 综合征常常在终止妊娠后会好转，但也有部分产妇在产后发展为 HELLP 综合征。此产妇入院时血小板 118×10^9/L，较正常值有轻度降低，是否入院时已发生 HELLP 综合征而未发现。血清结合珠蛋白和 LDH 是诊断 HELLP 综合征的敏感指标，病史中都未提及。对于有肝功能异常的孕妇，需提供足够的实验室检查，以及完整的临床表现和体征，有利于诊断和鉴别诊断。本案例系双胎妊娠，因 ICP 行急诊剖宫产，产后因血压高，复查尿蛋白异常升级诊断为子痫前期；术后 6h 复查发现血小板减少而再次升级诊断为 HELLP 综合征，避免了严重并发症的发生，结局良好。在发现体征异常及升级诊断后，积极的化验检查（尿蛋白、血液分析）为后续明确诊断提供了帮助，都是该案例临床处理中的亮点。

案例 6 重度子痫前期并发 HELLP 综合征（三）

妊娠合并有外科急腹症的孕妇，需警惕产科并发症！

【基本概况】

1. 基础信息 孕妇，31 岁，中学学历，外省户籍，来沪 10 年，1-0-2-1，2008 年因"相对性头盆不称"于二级甲等专科医院行剖宫产术娩一活女婴，无产后出血史，无高血压病史。否认家族遗传病、智力低下等遗传性疾病史。

2. 社会经济背景 本人无业，配偶自由职业，经济收入 5 万元 / 年。

【本次妊娠情况】

2018-09-06（孕 13 周）早孕建册，初筛阳性（BMI＞24kg/m^2，瘢痕子宫，生育间隔超过 5 年，高度近视 900 度）。2018-09-28（孕 14^{+6} 周）于二级甲等综合医院建卡产前检查，因"瘢痕子宫及慢性高血压合并妊娠"风险预警动态评估为黄色，9 月 30 日孕 15^{+1} 周产前检查血压 160/105mmHg，风险预警动态评估升级为橙色，因"慢性高血压"收入产前检查医院，降压等治疗 10 天，血压控制至 140/90mmHg 出院，予门诊口服盐酸拉贝洛尔 100mg 每日 3 次口服，硝苯地平 10mg 每日 3 次口服降压对症处理。OGTT 异常诊断"妊娠期糖尿病"。孕期共产前检查 5 次。

【病史摘要】

因"孕 26^{+1} 周，上腹痛伴恶心、呕吐 9h"急诊收入二级综合医院进一步治疗。

入院情况：体温 36.5℃，脉搏 88 次 / 分，呼吸 20 次 / 分，血压 140/90mmHg，神清，心肺听诊无特殊，腹软，Murphy 征可疑阳性，剑突下轻压痛，无反跳痛，双下肢无水肿。腹围 90cm，宫底高度 25cm，无宫缩，胎方位 LOA，胎心 152 次 / 分，胎膜未破。入院后无宫缩，胎心好，给予间断吸氧，盐酸拉贝洛尔 100mg 每日 3 次口服，硝苯地平 10mg 每日 3 次口服降压对症处理，眼科会诊眼底检查未见异常。外科会诊考虑"急性胆囊炎"，给予头孢西丁抗感染治疗 3 天。辅助检查：2018-12-14 血常规：白细胞 16.9×10^9/L↑，中性粒细胞比率 91.4%，血红蛋白 143.0g/L，血小板 106×10^9/L，C 反应蛋白 <5mg/L。肝肾功能、电解质正常。B 超：胆囊壁增厚，胆囊炎可能，胆囊内不规则状增强回声，肝、胰、脾、双肾、双侧输尿管未见明显异常。

2018-12-18 入院第 4 天，孕 26^{+5} 周，无腹痛。

体格检查：体温 36.8℃，脉搏 85 次 / 分，呼吸 20 次 / 分，血压 170/105mmHg，血氧饱和度 98%，心肺听诊无异常。腹软，肝脾肋下未及，水肿（＋）。

辅助检查：2018-12-18，尿常规示蛋白 +++。汇报科主任，诊断为慢性高血压并发重度子痫前期（早发型）。处理：继续给予间断吸氧，密切监护病情变化，继续原方案治疗降压，硫酸镁解痉治疗（第一天 20g），后改为 15g/d 静脉滴注，共治疗 3 天。

2018-12-20 入院第 6 天，患者无不适主诉。辅助检查：血常规：血小板 60×10^9/L，肝功能：总蛋白 50g/L，白蛋白 28g/L，总胆汁酸 13.1μmol/L，葡萄糖 3.9mmol/L，AST 59.6U/L，血清甘胆酸测定 11.16mg/L。

2018-12-21 10:30 彩超检查报告：头位，双顶径 75mm，头围 269mm，腹

围 209mm，股骨长 47mm。胎盘位置后壁，胎盘厚度 25mm，见胎心搏动，脐血流舒张期血流消失。彩超检查报告：胆囊壁粗糙、增厚，胆囊内强回声团，考虑胆囊结石。

2018-12-21 血常规：血小板 71×10^9/L。肝功能报告：总胆汁酸 17.7μmol/L，谷氨酰转肽酶 90U/L，AST 45U/L，血清甘胆酸测定 10.5mg/L。

因血小板进行性下降，肝功能异常，考虑诊断：G4P1 孕 27^{+1} 周，慢性高血压并发重度子痫前期，HELLP 综合征，符合危重孕产妇上报标准，汇报医务科、产科安全办公室、分管院长，启动区内危重孕产妇抢救流程，报危重。请麻醉科主任、新生儿科主任、内科主任到场会诊，考虑胎儿孕周小，存活率低，向家属交代病情，建议转上级医院，家属拒绝，要求该院继续治疗，因"重度子痫前期、HELLP 综合征、B 超示脐血流舒张期血流消失、如继续妊娠危及母婴安全"，故决定急诊行子宫下段剖宫产术终止妊娠。术后家属放弃新生儿抢救治疗，4h 超早产儿死亡。

危重诊断：重度子痫前期（早发型）并发 HELLP 综合征。

【评审情况】

1. 组织评审机构 区妇幼保健所。

2. 评审级别 区级。

3. 评审类别 A。

4. 评审意见 见表 1-16 和表 1-17。

表 1-16 医疗服务六环节

入 院	诊 断	医疗/管理/监测	护理/监测/执行医嘱	出 院	转诊*
√	√	√	√	√	2

*. 1无；2规范；3不规范

表 1-17 医疗服务六个影响因素

医务人员	医疗常规/治疗指南	设 备	药 物	组 织	管 理
√	√	√	√	√	√

5. 孕产妇风险预警管理情况　见表 1-18。

表 1-18　孕产妇风险预警管理

管　理	孕　周	筛查结果或风险分类	风险因素
初筛	孕 13 周	初筛阳性	BMI>24kg/m^2，瘢痕子宫，生育间隔超过 5 年，高度近视眼 900 度
动态评估	初诊（孕 14^{+6} 周）	黄色	瘢痕子宫
	孕 15^{+1} 周	橙色	瘢痕子宫慢性高血压合并子痫前期
	孕 27^{+1} 周	红色	瘢痕子宫，慢性高血压合并子痫前期；HELLP 综合征

小结：孕产妇风险预警动态评估完整、规范

6. 高风险孕产妇专案管理情况　初诊妊娠风险预警动态评估为黄色一般风险，之后两次风险预警动态评估为橙色、红色，风险预警动态评估升级后社区、妇幼保健所专案管理，产前检查 7 次，管理规范。

7. 危重孕产妇管理情况

(1) 危重报告情况

① 危重发生机构：二级甲等综合医院。

危重发生时间：2018-12-21 12:20。

危重发生地点：产科病房。

② 危重发生后第一时间处理的医生资质和所属专业科室。

医生资质：主任医师。

所属专业科室：产科。

③ 危重上报时间。

医院短信上报区妇幼保健所：2018-12-21 12:25。

区妇幼保健所短信上报市妇幼保健机构：2018-12-21 13:21。

区妇幼保健所邮件上报市妇幼保健机构：2018-12-21 16:55。

(2) 危重转会诊情况

① 会诊情况：院内会诊，麻醉科、内科、新生儿科会诊医师均为副主任医

师，无院外会诊。

　　② 转诊情况：无转诊。

　　③ 危重孕产妇多学科管理情况：院内有针对危重孕产妇的多学科团队，未请市级危重抢救中心会诊。

【成功经验】

　　1. 临床救治要点　　明确诊断后因"G4P2、孕 27^{+1} 周、HELLP 综合征、慢性高血压并发重度子痫前期（早发型）、妊娠期糖尿病、妊娠合并胆囊炎、胆结石、高脂血症"，及时启动院内及院外的危重孕产妇抢救流程，组织多科室协同会诊，各相关人员到位及时，对病情进行全面分析，予积极治疗控制病情。

　　2. 孕产期保健管理要点　　风险预警动态评估及时，按高风险专案规范管理。

【需改进之处】

　　对一些疑难病例进行认真学习，吸取经验教训，不断提高业务能力。对于慢性高血压合并妊娠，需重视每次产前检查血压控制情况及尿蛋白情况。对于妊娠合并慢性高血压的孕妇，在孕 12 周后可以口服阿司匹林预防子痫前期。

【专家点评】

　　本例医院评审，病史详尽，从瘢痕子宫黄色预警，到瘢痕子宫慢性高血压并发子痫前期的橙色预警。因"孕 26^{+1} 周，上腹痛伴恶心、呕吐 9h"急诊收入院，诊断为"急性胆囊炎"抗感染治疗过程中并发 HELLP 综合征，诊断及时。胎儿超声脐血流舒张期消失，向家属告知，转院，需剖宫产终止妊娠，家属拒绝转院，后新生儿为超早产儿，家属放弃新生儿抢救死亡。虽然产妇术后恢复良好，但回顾整个孕期的产前检查和就诊经历，还有以下值得注意之处。

　　首先，孕妇建卡后明确为慢性高血压合并妊娠，风险预警动态评估为黄色，应建议孕妇至三级综合医院产前检查，这点在提供的病史中未能反映。其次，孕妇合并慢性高血压，BMI＞24kg/m^2，如果在建卡后即建议开始口服阿司匹林，或能一定程度上避免早发型子痫前期。

　　当孕妇以"上腹痛、恶心、呕吐"就诊时，因孕妇有慢性高血压的病史，应考虑子痫前期的可能性，入院时血压偏高，血小板也偏低，是否查过尿蛋白在病史里未能体现。所幸在入院第三天因尿蛋白（+++）升级诊断为早发型子痫前期，同时开始预防子痫的相关处理，之后病情继续发展为 HELLP 综合征。回顾病史，不排除孕妇出现胃肠道症状是由于子痫前期造成的可能（诊断为急性胆囊炎时，孕妇的 C 反应蛋白水平并不高）。如果能在疾病的早期诊断，或能一定程度上改善结局。

当孕妇诊断为早发型子痫前期，尤其是超声发现胎儿脐血流舒张期消失时，有条件可以加做 B 超大脑中动脉血流协助判断。估计早产已不可避免，此时是否进行过促胎肺成熟的相关治疗，病史中也未反映。近 28 周分娩的超早产儿，在促胎肺成熟的基础上，具有一定的宫外存活能力，当然，家属放弃抢救是早产儿死亡的主要原因。

案例 7　产前子痫

子痫抽搐发生突然，病情进展迅速，是造成母婴死亡的最主要原因，应积极预防和处理。

【基本概况】

1. 基础信息　李某，30 岁，初中学历，外省户籍，2019-06-13，孕 33^{+4} 周分娩，2-0-1-2。否认家族性遗传病史，平素体健。

2. 社会经济背景　本人职业服务员，配偶为服务员，家庭年收入 8 万元。

【本次妊娠情况】

末次月经 2019-10-22，预产期 2020-7-29，孕 8 周在社区卫生服务中心早孕建册，查血红蛋白 99g/L，后去外省产前检查 4 次，具体情况不详。孕 28 周返沪，在区妇幼保健所建卡产前检查，查甲状腺功能轻度降低，建议风险初筛为绿色，孕 32 周血红蛋白 84g/L，口服铁剂，甲状腺功能仍低，服优甲乐（左甲状腺素钠）每日 25μg。风险预警动态评估升级为黄色。

【病史摘要】

2020-05-19（孕 29^{+5} 周）至某区妇幼保健院建大卡产前检查，查血压、心电图、糖耐量、肝胆胰脾 B 超、TORCH 均正常；乙肝两对半检查阴性；血型

"O" Rh（+）；尿蛋白阴性。共产前检查 2 次，2020-06-02（孕 31^{+5} 周）末次产前检查，血压 133/79mmHg，尿蛋白阴性，血红蛋白 84g/L，口服速力菲（琥珀酸亚铁）纠正贫血。2020-06-10（孕 32^{+6} 周）因甲状腺功能报告 FT$_3$ 4.05pmol/L，FT$_4$ 8.85pmol/L，TSH 4.3076mU/L，予以口服优甲乐 25μg/ 天（当天未产前检查，仅看报告）。

2020-06-13（孕 33^{+4} 周）08:00 感头痛头晕未重视，18:00 突发晕厥伴抽搐、口吐白沫持续 10min，于 18:40 左右由急救车送往区中心医院急诊抢救室，急诊检查：神志已清醒，呼吸平稳，对答切题，血压 196/133mmHg，心率 130 次 / 分，呼吸 30 次 / 分，血氧饱和度 79%。拟诊"产前子痫，G4P2 孕 33^{+4} 周，甲状腺功能减退，心力衰竭"。

入院后，立即心电监护，多学科会诊，应用硫酸镁、安定（地西泮）解痉镇静，硝酸甘油降压，地塞米松促胎肺成熟，并做术前准备。

实验室检查：血红蛋白 100g/L，白细胞 10.8×10^9/L，血小板 126×10^9/L，24h 尿蛋白定量 3.8g，凝血酶原时间 9.5s，国际标准化比值 0.81，纤维蛋白原 3.84g/L，部分凝血活酶时间 22.1s，凝血酶时间 17.1s，D- 二聚体 6.7μg/ml，肌红蛋白 97.85ng/ml，NT-proBNP 9261.99pg/ml。

B 超：胎儿估计 33 孕周左右，脐血流指数正常，胎盘偏厚。

头颅 CT 平扫：右侧基底节区、两侧额顶叶多发低密度灶。

21:50 剖宫产，术前听胎心 130 次 / 分。术中见腹壁各层水肿明显，腹水 200ml，羊水清，娩出一活女婴，重 2000g，Apgar 评分 1-4-6 分，胎盘胎膜自娩，重 490g，胎盘母面有暗红色压迹，大小约 2cm×3cm，术中出血约 100ml。术后入重症监护室（ICU），持续心电监护、气管插管、呼吸机辅助通气、镇静、控制血压、控制感染、预防深静脉血栓等。

2020-06-14（术后第 1 天）07:16—10:56 去除气管插管和呼吸机辅助通气，自主呼吸平稳。肌红蛋白 137.64ng/ml↑，NT-proBNP 16917.23pg/ml↑。

2020-06-16（术后第 3 天）病情平稳，解除危重。复查头颅 CT，右侧基底节区、两侧额顶叶低密度灶已消失。两侧侧脑室对称、脑室系统形态、大小及位置正常，脑沟脑池显示清楚、未见增宽，中线结构居中，颅骨板完整。

2020-06-18（术后第 5 天）心脏彩超：心室壁增厚，左心收缩功能降低；

二尖瓣少量反流；三尖瓣少量反流（压力阶差 14.0mmHg）；心包积液；双侧胸腔积液（平卧位，右侧最大径约 19mm，左侧最大径约 41mm）。

2020-06-29（术后 16 天）患者病情稳定，治愈出院。

危重诊断：产前子痫，心力衰竭。

【评审情况】

1. 组织评审机构 区妇幼保健所。

2. 评审级别 区级。

3. 评审类别 A。

4. 评审意见 见表 1-19 和表 1-20。

表 1-19 医疗服务六环节

入　院	诊　断	医疗/管理/监测	护理/监测/执行医嘱	出　院	转诊*
√	√	√	√	√	1

*. 1 无；2 规范；3 不规范

表 1-20 医疗服务六个影响因素

医务人员	医疗常规/治疗指南	设　备	药　物	组　织	管　理
√	√	√	√	√	√

5. 孕产妇风险预警管理情况 见表 1-21。

表 1-21 孕产妇风险预警管理

管　理	孕　周	筛查结果或风险分类	风险因素
初筛	孕 8 周	阴性	无
	初诊	外省产前检查	不详
	孕 29^{+5} 周（返沪）	绿色	无
动态评估	孕 32 周	黄色	血红蛋白 70～90g/L；需要药物治疗无并发症的甲状腺功能减退
	孕 33^{+4} 周	红色	产前子痫

小结：孕产妇风险预警动态评估完整、规范

6. 高风险孕产妇专案管理情况　　该孕妇为外省孕产妇，孕 8 周社区卫生服务中心早孕建册，风险初筛阴性。之后回老家，不规则产前检查 4 次，但风险预警动态评估情况不详，其间辖区社区每月电话随访。孕 28 周返沪前往区妇幼保健所建卡产前检查，风险预警动态评估为绿色；孕 32 周血红蛋白降低至 84g/L，甲状腺功能降低服药，风险预警动态评估升级为黄色。在孕 33^{+4} 周突发晕厥抽搐伴口吐白沫，持续 10min，急救车送往区中心医院。风险预警动态评估为红色，并即刻启动危重抢救流程，及时汇报产科主任，院内产科安全办公室、区妇幼保健所及时到现场指挥抢救。

7. 危重孕产妇管理情况

(1) 危重报告情况

① 危重发生机构：区中心医院。

危重发生时间：2020-06-13 19:00。

危重发生地点：急诊抢救室。

② 危重发生后第一时间处理的医生资质和所属专业科室。

医生资质：主治医师。

所属专业科室：急诊科。

③ 危重上报时间。

医院短信上报区妇幼保健所：2020-06-13 19:10。

区妇幼保健所短信上报市妇幼保健机构：2020-06-13 19:55。

区妇幼保健所邮件上报市妇幼保健机构：2020-06-13 21:50。

(2) 危重转会诊情况

① 会诊情况：由急诊科医生接诊，即刻通知产科值班医生，住院医师、主治医师、主任医师都到场。

② 转诊情况：该孕妇危重发生后未转诊。

③ 危重孕产妇多学科管理情况：该区中心医院为区级危重抢救中心，院内有内科、外科、妇科、儿科、ICU、医技科室等多学科组成抢救团队，当危重发生后医院立即开通危重抢救绿色通道，快速进行院级会诊，积极开展多学科救治。

【成功经验】

临床救治要点

(1) 孕妇在家中发作被迅速送至医院，得到及时诊断，正确救治，阻止再次抽搐，并积极剖宫产终止妊娠。

(2) 产后住入 ICU，密切关注产妇情况。

(3) 住院后对孕妇的辅助检查较全面，包括实验室检查和影像学检查，从而对诊断产前子痫更明确。

(4) 区中心综合型医院为区级危重孕产妇会诊抢救中心，由多学科组成的抢救团队进行快速抢救。产科安全办公室高度重视并亲临现场指挥，保证人力物力。孕妇早孕期曾在外地，区妇幼保健所常电话联系，关心孕妇情况，返沪后再次联系，督促其进行产前检查建大卡，并做孕产妇风险预警动态评估。

【需改进之处】

1. 临床救治　产前检查时，需全方位关注孕妇可能导致危重症发生因素，术中发现"胎盘早剥"，术后仍需随访产妇的凝血功能，防止弥散性血管内凝血（disseminated intravascular coagulation，DIC）发生。抢救过程中未进行血气分析评估，无法确定是否存在呼吸衰竭。

2. 保健管理　应尽可能了解孕妇在外地家乡医院检查的资料、血压、尿常规等情况，加强孕妇自我保健管理相关宣教。

【专家点评】

子痫是"子痫前期 – 子痫"最严重的阶段。在医院规律产前检查的基础上，做好孕妇的宣教有助于防范子痫发生。

该孕妇在 2020-06-13（孕 33^{+4} 周）发病，当天上午已感有头痛头晕的前驱症状，未重视、未就诊，至傍晚突发晕厥、抽搐、意识丧失。孕妇在外地和上海共计产前检查 6 次，有一定的保健意识，但由于缺乏相关保健知识，未能充分重视，与孕期相关的保健宣教缺失有关。

此外，应重视对于孕妇，尤其是高危孕妇的体格检查，发现危重疾病的先兆。该孕妇在发病前 11 天产前检查发现血压临界增高 133/79mmHg，需关注孕妇是否有水肿及孕期体重增长的情况。之后孕妇因为甲状腺功能报告异常也曾就诊一次，没有体格检查结果。仅 3 天后，孕妇发病，术中发现水肿明显。如果能在发病前重视体格检查和病史的相关询问，根据查体的异常有针对性地对孕妇做好健康宣教，或者能避免疾病发展至子痫。

孕妇进入抢救室后立即予以心电监护，稍稳定后首先做颅脑 CT，除外颅脑其他器质性病变，进一步明确子痫诊断，快速处理，终止妊娠，使母婴转危为安。需改进之处是抢救过程中未进行血气分析评估，无法确定是否存在呼吸衰竭。

认识子痫前期 – 子痫临床表现的复杂性和不平行性，对产前、产时、产后均要密切监测和评估，必须做较全面的辅助检查，实验室检查和影像学检查也尤其重要，其中生物学标记检查 BNP 和 NT-proBNP 测定，有助于急性心力衰竭快速诊断和判断预后。

案例 8　产后子痫

子痫是产科四大死亡原因之一，一旦发生，母婴并发症、死亡率明显增加，应特别重视，紧急处理。

【基本概况】

1. 基础信息　李某，35 岁，已婚，本科学历，上海户籍，2-0-0-2，2019-09-28 剖宫产分娩。否认家族遗传病、智力低下等遗传性疾病史。

2. 社会经济背景　本人职业为办事人员，配偶职业及经济收入情况不详。

【本次妊娠情况】

末次月经 2019-01-08，孕 11^{+3} 周建册，孕 14^{+1} 周在三级甲等综合医院初诊建卡，定期产前检查 10 次，血压正常，OGTT 异常，诊断妊娠期糖尿病，饮食控制，风险预警动态评估，初诊及孕 28^{+2} 周、孕 36^{+2} 周均为黄色（高龄、瘢痕子宫、妊娠期糖尿病）。

【病史摘要】

孕妇于 2019-09-28 15:29 因"孕 37^{+4} 周，阴道流液半天"，急诊入院，体格检查：血压 135/95mmHg，心率 91 次 / 分，腹围 92cm，宫高 38cm，胎心

142 次 / 分，宫缩不规律，宫口未开，胎膜已破，羊水量少，色清。血红蛋白 122g/L，血小板 167×10^9/L，凝血酶原时间 13.5s，纤维蛋白原 3.73g/L，D- 二聚体＞16μg/ml，产科 B 超：双顶径 9.2cm，羊水指数 10.9cm，胎盘前壁，子宫下段肌层厚度 0.6cm。

因孕妇系"瘢痕子宫"入院，胎心监护见晚期减速，行急诊剖宫产，18:10 娩一女婴，体重 2600g，Apgar 评分 9–10 分，脐带长 50cm，绕颈 1 圈，羊水清，量约 400ml。检查胎盘，见胎盘母面凝血块压迹范围约 15cm×6cm，胎盘胎膜完整，18:12 给予缩宫素宫体注射 20U，静脉滴注 20U，查子宫前壁部分呈紫蓝色，子宫收缩差，胎盘剥离面持续渗血，给予纱布宫腔填塞，按摩子宫。18:15 汇报上级医生，继续间断应用安列克（卡前列素氨丁三醇注射液）500μg 宫体注射，并申请用血，术中 18:50 开始输血。18:30 血压 138/80mmHg，心率 88 次 / 分，给予欣母沛（卡前列素氨丁三醇注射液）250μg 宫体注射，累计出血 600ml，至 18:50 出血累计约 800ml。血压下降，最低至 90/60mmHg，心率升高至 110 次 / 分，血气分析提示血红蛋白 85g/L，给予去甲肾上腺素维持血压 130/70mmHg，心率 70 次 / 分。并行子宫 B-Lynch 缝合术，关闭子宫切口，至此估计出血 1200ml。观察子宫表面紫蓝色逐渐红润，子宫切口无渗出，子宫收缩可。出血量 1200ml，术中输血 800ml，尿量 800ml。

21:10 返病房，无升压药维持，血压 140/90mmHg。

21:30 血压 170/105mmHg，口服硝苯地平 10mg。

21:40 出现呕吐，呕吐后出现全身抽搐，四肢痉挛，呼吸急促，无意识丧失，无头晕头痛，无呼吸困难等不适。体格检查：心率最高至 137 次 / 分，血压 150/100mmHg，血氧饱和度 82%，全身皮肤无皮疹，无黄染，口唇轻度发绀，听诊心肺：心律齐，未闻及病理性杂音，双肺呼吸音清，宫底位于脐下一指，质硬收缩可，阴道出血不多，给予面罩吸氧，持续心电监护，急查血气分析，予以地塞米松 10mg 静脉推注，予以负荷量硫酸镁 5g+0.9% 氯化钠 100ml 快速静脉滴注，症状逐渐好转，突发抽搐持续共计约 10min。继续给予硫酸镁 1.5g/h 静脉滴注维持。抽搐停止后测血压 138/95mmHg，心率 82 次 / 分。

请神经内科急会诊，双侧病理征未引出，头颅 CT 平扫未见异常。

汇报产科主任，指出产后抽搐考虑以子痫抽搐可能性大，符合上海市危重孕产妇诊断标准，立即上报医疗总值班、产科安全办公室、区妇幼保健所，启动危重孕产妇抢救流程，转入 ICU 进一步监护，告病重，告知患者家属病情及风险。

转入 ICU 后，血压维持于 136/86mmHg 左右，双侧瞳孔等大等圆，对光反射存在；双肺呼吸音清，心率 96 次 / 分，律齐，腹平软，肠鸣音未闻及，双下肢无明显水肿。予以吸氧，维持气道通畅。给予头孢呋辛钠 1.5g 静脉滴注 + 0.5% 甲硝唑 100ml 静脉滴注预防感染。给予小剂量呋塞米利尿减轻颅内组织水肿；硫酸镁静脉滴注预防再次抽搐；缩宫素注射液 30U 静脉滴注促进子宫收缩。给予尼卡地平降压，右美托咪啶微泵持续镇静镇痛。

术后第一天查头颅 CT 平扫未见明显异常，查腹部 CT 提示：子宫体积增大，腹腔少量积液。部分小肠扩张伴积气积液。双肺下叶部分肺组织膨胀不全，考虑坠积效应。

术后第二天转回产科，查 24h 尿蛋白 0.35g/L。继续给予解痉、降压、镇静等治疗。

术后第七天患者一般情况尚可，病情较平稳，口服硝苯地平 10mg，每日 3 次，控制血压，舒张压时有偏高，血压波动于 116～125/70～92mmHg。告知风险后患者及家属签字要求出院，出院后口服硝苯地平和拉贝洛尔控制血压，监测血压，内科门诊随访血压情况。

危重诊断：产后子痫。

【评审情况】

1. 组织评审机构 区妇幼保健所。

2. 评审级别 区级。

3. 评审类别 A。

4. 评审意见 见表 1–22 和表 1–23。

			表 1–22　医疗服务六环节			
入　院	诊　断	医疗 / 管理 / 监测	护理 / 监测 / 执行医嘱	出　院	转诊*
√	√	√	√	√	1

*. 1 无；2 规范；3 不规范

表 1–23　医疗服务六个影响因素					
医务人员	医疗常规 / 治疗指南	设 备	药 物	组 织	管 理
√	√	√	√	√	√

5. 孕产妇风险预警管理情况　见表 1–24。

表 1–24　孕产妇风险预警管理			
管 理	孕 周	筛查结果或风险分类	风险因素
初筛	孕 11^{+3} 周	阳性	高龄、瘢痕子宫
动态评估	初诊（孕 14^{+1} 周）	黄色	年龄≥35 岁，瘢痕子宫，妊娠期糖尿病
	孕 28^{+2} 周	黄色	年龄≥35 岁，瘢痕子宫，妊娠期糖尿病
	孕 36^{+2} 周	黄色	年龄≥35 岁，瘢痕子宫，妊娠期糖尿病
	剖宫产术后当天	红色	子痫

小结：孕产妇风险预警动态评估完整、规范

6. 高风险孕产妇专案管理情况　该孕妇孕 11^{+3} 周社区早孕建册，风险初筛阳性。孕 14^{+1} 周三级甲等综合医院初诊建卡，风险预警动态评估为黄色（年龄≥35 岁，瘢痕子宫），后定期产前检查 10 次，按规范在孕 28^{+2} 周、孕 36^{+2} 周分别进行 2 次风险预警动态评估，均为黄色。其间由社区卫生服务中心定期随访。剖宫产术后当天晚上因发生抽搐，风险预警动态评估升级为红色（子痫），同时为危重孕产妇。

7. 危重孕产妇管理情况

(1) 危重报告情况

① 危重发生机构：三级甲等综合医院。

危重发生时间：2019–09–28 22:30。

危重发生地点：三级甲等综合医院妇产科。

② 危重发生后第一时间处理的医生资质和所属专业科室。

医生资质：主任医师。

所属专业科室：妇产科。

③ 危重上报时间。

医院短信上报区妇幼保健所：2019-09-28 22:47。

区妇幼保健所附件上报市妇幼保健机构：2019-09-28 23:30。

(2) 危重转会诊情况

① 会诊情况：危重发生后院内会诊（神经内科、ICU），会诊医生均为副主任医师。

② 转诊情况：未转诊。

③ 危重孕产妇多学科管理情况：有。

【成功经验】

1. 临床救治要点

(1) 剖宫产术中发现胎盘早剥，胎盘胎膜娩出后，剥离面持续渗血，子宫收缩差，子宫前壁部分呈紫蓝色，给予纱布填塞宫腔，合理应用宫缩药，及时输血，B-Lynch 缝合子宫。子宫前壁表面紫蓝色逐渐红润，出血量逐步减少，出血量 1200ml，为后续危重抢救创造条件。

(2) 术后一直严密观察产妇的血压，心电监护，及时应用降压药，使抽搐发生在观察中，对抢救有利，对抽搐治疗到位，不再发生第二次抽搐。

2. 孕产期保健管理要点 孕 11^{+3} 周早孕建册，孕 14^{+1} 周至三级甲等综合医疗机构建卡，风险预警动态评估黄色直至分娩，产后当天发生子痫，为红色预警，且为危重，医疗总值班、产科安全办公室、区妇幼保健所高度重视，启动危重孕产妇抢救流程，共同制订个性化管理方案、救治方案。出院后由社区卫生服务中心定期随访至产后 42 天。

【需改进之处】

对于妊娠高血压合并产科出血的孕产妇，在救治出血过程中，除了要考虑尽快纠正血容量，使血流动力学稳定，也要特别注意出入量的平衡及情况稳定后的输液速度。术中发现胎盘早剥，产后应加强监测 DIC 指标。

【专家点评】

该产妇在剖宫产胎儿娩出后 3.5 小时出现呕吐，吐后全身抽搐约 10min，呼吸急促，产后颅脑 CT 无异常。排除颅内其他病变，属于产后发生的子痫。子痫可发生于妊娠期、分娩期、产后 24h 内（个别），分别称为产前、产时、产后子痫。

子痫的发作可以有子痫前期表现，入院当天孕 37^{+4} 周，血压 135/95mmHg，略高，有蛋白尿，术中发现有胎盘早剥，产后查 24h 尿蛋白量为 0.35g/L。以上均提示病情的严重性，不仅是子痫抽搐，又并发了胎盘早剥，加重病情，可以更早期地发现某些临床先兆。对于子痫前期产妇，术后应用硫酸镁解痉 1～2 天，可以预防产后子痫发生。但本例产妇由于术中出现子宫胎盘卒中及产后出血，术后为了避免宫缩乏力和产后出血延迟使用硫酸镁，也是可以理解的。

此外，还需注意部分子痫前期基础上发生胎盘早剥的孕妇，由于产科出血，导致血压下降，临床上高血压症状并不明显。只有在纠正出血后，才出现相应高血压表现。因此对于发生胎盘早剥的孕妇，即使血压正常，也要考虑到妊娠期高血压疾病的可能，注意出入量的平衡和输液速度，避免加重病情。

对子痫抽搐必须注意鉴别诊断，尤其要排除颅脑问题，建议做颅脑影像学检查。

产后子痫的处理应继续使用硫酸镁 24～48h，每天监测血压并记录 24h 出入量，监测产妇重要器官的功能情况。

妊娠期糖尿病

案例 9 妊娠期糖尿病酮症酸中毒

妊娠期糖尿病易发生糖尿病酮症酸中毒，危及生命。

【基本概况】

1. 基础信息 王某，28 岁，初中学历，外省户籍，0-1-0-1，2018 年 3 月孕 34 周分娩史。否认家族遗传病、智力低下等遗传性疾病史，既往有妊娠期糖尿病史。

2. 社会经济背景 本人无业，配偶为专业技术人员，家庭月收入 8000 元。

【本次妊娠情况】

末次月经 2019-06-28，预产期 2020-04-05。孕 7^{+2} 周早孕建册，后不规律产前检查 4 次，家属代诉患者孕早期测血糖升高，具体不详，平时在家不规则自测血糖为 7～9mmol/L，2019-10-14（孕 15^{+3} 周）唐氏筛查 21 三体临界风险。

【病史摘要】

因 "G1P0，孕 28^{+3} 周，胎死宫内" 于 2020-01-13 收入院。末次月经 2019-06-28，预产期 2020-04-05。孕 10 周时早孕建册，尿糖阳性，孕产妇风险预警初筛阳性，转上级医院评估。后三级甲等专科医院不规律产前检查 4 次，未予建卡及评估。家属代诉患者孕早期测血糖升高，具体不详，平时在家不规则自测血糖在 7～9mmol/L 左右，2019-10-14（孕 15^{+3} 周）唐氏筛查 21 三体临界风险。2020-01-11（孕 28^{+1} 周）出现恶心、呕吐，食之即吐，呕吐后患者出现胸痛，自诉呕吐后即未感胎动。2020-01-13 凌晨因反复呕吐 8h 至三级甲等专科医院急诊内科就诊，请产科会诊，电话会诊：建议住院。拒绝签字后回家。4h 出现胡言乱语，神情淡漠，5h 后就诊二级综合医院。2020-01-13 B 超提示胎心音未及。未及宫缩，无阴道流水及见红。尿蛋白 ++，血糖 ++++。门诊拟"G1P0，孕 28^{+3} 周，胎死宫内"收入院。入院后测血糖 27.1mmol/L，尿常规"尿蛋白 ++，尿酮体 +++"，B 超提示胎心音未及，血常规"白细胞 35.7×10^9/L，CRP 267.1mg/L"，血气分析"pH 7.12，二氧化碳分压 3.5kPa，氧分压 10.5kPa，乳酸 4mmol/L"，考虑"糖尿病酮症酸中毒，胎死宫内，感染性休克，子痫前期"，予头孢曲松抗感染及控制血糖治疗。报危重，会诊后转至对口市级危重孕产妇会诊抢救中心进一步治疗。

体格检查：体温 36.4℃，脉搏 126 次 / 分，呼吸 25 次 / 分，血压 141/94mmHg。神清，精神萎靡，面色潮红，推入病房，查体欠合作。颈软，双肺呼吸音粗，两肺未及明显干湿啰音。心律齐，未及杂音。腹部膨隆，扪及胎体感，胎心音未及，无压痛、反跳痛。双下肢轻度水肿。宫高 28cm，腹围 106cm，宫缩无，先臀露，S-3，胎膜未破，宫颈质地硬，宫颈后位，宫颈容受 0%，宫口未开。

入院后予以扩容补液纠正酸中毒，降低血糖，泰能（亚胺培南西司他丁钠）抗感染等对症处理。2020-01-14 患者出现腹痛宫缩，娩出一男死胎，重 1740g，出血 200ml。胎儿皮肤散在脱落，脐带根部水肿，外观无畸形，胎盘边缘见 2cm×10cm 血性压迹。羊水量多，血性，无异味。术后继续予控制血糖、血压，监测血糖，对症支持治疗。后血糖控制可，无酸中毒，酮体转阴，解除危重。

危重诊断：糖尿病酮症酸中毒。

【评审情况】

1. 组织评审机构　三级甲等综合医院。

2. 评审级别　院级。

3. 评审类别　A。

4. 评审意见　见表 1-25 和表 1-26。

表 1-25　医疗服务六环节					
入　院	诊　断	医疗 / 管理 / 监测	护理 / 监测 / 执行医嘱	出　院	转诊*
√	√	√	√	√	2

*.1 无；2 规范；3 不规范

表1-26　医疗服务六个影响因素					
医务人员	医疗常规/治疗指南	设　备	药　物	组　织	管　理
√	√	√	√	√	√

5. 孕产妇风险预警管理情况　见表1-27。

表1-27　孕产妇风险预警管理			
管　理	孕　周	筛查结果或风险分类	风险因素
初筛	孕10周	阳性	空腹血糖＞5.1mmol/L
动态评估	初诊28^{+3}周	红色	糖尿病酮症酸中毒，感染性休克

小结：孕产妇风险预警初筛规范，但孕期产前检查时风险预警动态评估不规范

6. 高风险孕产妇专案管理情况　该孕妇孕10周社区早孕建册，风险初筛为阳性（空腹血糖＞5.1mmol/L），后在三级甲等专科医院产前检查4次，但均未予建卡及风险预警动态评估。孕28^{+3}周因"糖尿病酮症酸中毒，感染性休克，胎死宫内"风险预警动态评估为红色，同时报危重，后转市级会诊抢救中心进一步治疗。患者血糖控制可，无酸中毒，酮体转阴，解除危重后予出院。

7. 危重孕产妇管理情况

(1) 危重报告情况

① 危重发生机构：二级乙等综合医院。

危重发生时间：2020-01-13 13:37。

危重发生地点：产科病房。

② 危重发生后第一时间处理的医生资质和所属专业科室。

医生资质：主任医师、主治医师。

所属专业科室：产科。

③ 危重上报时间

医院短信上报区妇幼保健所：2020-01-13 14:23。

区妇幼保健所邮件上报市妇幼保健机构：2020-01-13 17:25。

(2) 危重转会诊情况

① 会诊情况：危重发生后有院内外会诊，产科在快速检测血糖后立即请内分泌科及心内科会诊协助诊治，同时请对口危重抢救中心产科、内分泌科、ICU会诊，会诊医生均为高级职称。

② 转诊情况：会诊后转诊至对口市级危重孕产妇会诊抢救中心，并与对口危重中心所在区妇幼保健所联系，交接危重孕产妇具体情况。

③ 危重孕产妇多学科管理情况：中心内部有针对危重孕产妇的多学科团队管理，建立了完善 MDT 团队及专家库。

【成功经验】

1. 临床救治要点　患者存在血压高伴尿蛋白阳性表现，子痫前期诊断成立，同时避免补液过度。糖尿病酮症酸中毒有反复发作的倾向，对其诱因保持警惕，坚持正确的治疗方式，发生感染时及早有效治疗，并及时调整胰岛素等降糖药物的剂量，以防糖尿病酮症酸中毒再次发生。终止妊娠方式选择恰当。

2. 孕产期保健管理要点　外省来沪孕产妇，至三级甲等专科医院不规律产前检查 4 次，初诊后应填报孕情卡上报和风险预警动态评估，给予建卡并督促所在区社区卫生服务中心建册，社区或妇幼保健所规范随访和管理；入该院急诊后产科医生进行风险预警动态评估，专案规范管理。

【需改进之处】

1. 临床救治　未详细说明发病后 2 天内患者是如何处理的。如是否去医院就诊等。未描述诊断为 DKA 后是否有紧急处理及如何处理，病史中只有请三级医院会诊后转诊，因此时病情危重，若没有及时处理就转诊，在转诊过程中患者生命危险较大。

2. 保健管理　社区早孕建册发现尿糖阳性，孕产妇风险预警初筛为阳性即建议上级医院评估，孕 15 周初诊三级甲等专科医院，先后 4 次产前检查，未建大卡、未评估，也未录入孕产保健信息系统，故社区未能做到规范随访。后出现呕吐等一系列不适，去该医院急诊时未对反复呕吐患者及时进一步检查，产科值班医生接到急诊会诊请求后未至现场进行会诊以致延误诊断。

未详细了解孕妇在产前检查过程中血糖异常问题并进行详细记录，如是何时诊断有血糖异常问题，又是如何处理的，处理的效果如何等均没有描述，而只说不详，显然这种情况是可以追问病史的。另外，患者为何没有规律产前检查，是因为患者不知道还是不愿意，医疗机构有没有电话通知，保健机构是否协助随访等均未提及。该患者一直在家测血糖，说明还是有一定的保健意识。

【专家点评】

发生一例危重孕产妇，因为结局是以是否抢救成功作为判定点，所以都是成功的，但若以各种不同的妊娠预后综合考虑则结果未必是成功，或者只能说是部分成功。因此在评审危重孕产妇安全时应考虑全程管理概念，也就是说要回答以下问题：发生危重前，所有医疗及保健是否严格按现行《上海市孕产妇保健工作规范》操作，是否早期发现可能发生危重的潜在隐患并给予正确及时的处理，发生了危重是否正确及时地进行了诊断，以及给予了正确的处理方案，危重安全处理结束后是否有避免近期远期再次发生危重的隐患，若有，是否采取了正确措施。如果以上处理都是恰当的，则可以认为是正确合理的。这时要把相应的不足、经验及教训至少反馈到危重相关的医疗机构或保健机构，并应有防止再次发生类似情况的预案及整改意见和方法，更好的是有合适的机制去保障这一做法是一个医院或地区的长效机制，这样才能在制度上避免反复发生同样的问题。

回顾本案例的发生过程及本案例的评审意见，认为医疗服务6个环节及时正确，医疗服务6个影响因素及时恰当，似乎在医疗保健过程中没有任何问题，但最后胎儿死亡原因是什么呢，这样的评审并没有给医疗机构任何建设性建议。

首先评审时应对案例提供者进行案例提供质量点评，本例应为质量一般，没有详细了解孕妇在产前检查过程中血糖异常问题并详细记录，如是什么时间诊断有血糖异常问题，是在什么医疗机构依据什么进行诊断的，又是如何处理的，处理的效果如何等都没有说明，而只是说不详，显然这种情况是可以追问病史的，因此病史采集质量不佳。另外，患者没有规律产前检查的原因是患者不知道还是不愿意，医疗机构有没有电话通知，还是保健机构没有协助随访。其实患者一直在家测血糖，说明患者还是有一定的保健意识。

再者出现危重早期表现时，如近 2 日患者出现恶心、呕吐，食欲欠佳，食之即吐，呕吐后患者出现胸痛，无呼吸不畅，无胸闷气短，无端坐呼吸，自诉呕吐后至今未感胎动。曾出现数句胡言乱语，后神志清楚，神清淡漠，至医院门诊就诊。未详细说明发病后 2 天内患者是如何处理，如是否去医院就诊等。这次就诊后诊断为 DKA 是否有紧急处理及如何处理，病史中只是请三级甲等综合医院会诊后转诊，因此时病情危重，若没有及时处理就转诊，在转诊过程中患者生命危险较大。只是这个患者病情还没有危险到危及生命程度，因而侥幸安全转诊。以上这些在评审过程中并没有提及，因而很难为下次避免发生类似情况提供借鉴。在患者转诊到三级甲等综合医院后按危重管理要求，从上报、多学科会诊救治、专业处理（补液、纠酸、降酮、预防感染）均是按相关规范执行的。因病情并不是非常危重，最后转危为安。

区级评审意见反馈给助产医疗机构，同时加强全院危重孕产妇管理相关制度培训和学习，这一点很好。

妊娠期急性脂肪肝

案例 10　妊娠期急性脂肪肝

孕中晚期，突然出现恶心、呕吐、上腹部不适，除了急性胃肠炎，还要注意排除急性脂肪肝！

【基本概况】

1. 基础信息　瞿某，31 岁，本科学历，上海户籍，0-0-0-0。否认个人内外科疾病史，其父高血压病史。

2. 社会经济背景　夫妻双方均为职员，经济收入中等。

【本次妊娠情况】

此次自然受孕，末次月经 2017-07-27，预产期 2018-05-03。孕期在某三级甲等专科医院建卡正规产前检查。诊断为亚临床甲状腺功能减退，予优甲乐（左甲状腺素钠片）治疗；妊娠期糖尿病，予饮食运动控制至血糖正常范围。

【病史摘要】

因"G1P0，孕 38 周，胃纳差 1 周伴恶心呕吐 4 天"于 2018-04-19 入院。末次月经 2017-07-27，预产期 2018-05-03。孕期在某三级甲等专科医院建卡正规产前检查。诊断为亚临床甲状腺功能减退，予优甲乐（左甲状腺素钠片）治疗；妊娠期糖尿病，予饮食运动控制至血糖正常范围。患者 2018-04-14 孕 37^{+2} 周无明显诱因出现胃纳差，伴反酸、食管灼痛、胃灼热。2018-04-16 孕 37^{+4} 周进食油腻骨头汤后出现呕吐，未予重视，未就诊，自诉胎动如常。2018-04-19 孕 38 周呕吐加重，至急诊，急诊查子宫张力正常，腹软，无压痛反跳痛，超声为 AFI：70，脐血流指数正常，肝脾肾未见异常，尿蛋白 +，急诊血压 120/91mmHg，复测 118/84mmHg。

体格检查：体温 37℃，脉搏 93 次 / 分，呼吸 16 次 / 分，血压 111/84mmHg。

患者意识清，对答切题，一般情况可，皮肤黏膜无黄染，甲状腺未扪及肿大。心肺（－）。腹软，无压痛、反跳痛，肝脾肋下未及，双肾区无叩击痛。腹部未见抓痕。脊柱四肢无畸形。双侧膝反射存在。专科检查：胎心 147 次 / 分，阴道检查：宫口未开，宫缩无，子宫张力如常，子宫体压痛无，胎膜未破。

诊治经过及结局：患者急诊入院，考虑呕吐待查（重度子痫前期可能），完善相关检查，入院胎心监护基线平坦，频发晚期减速。家属谈话告知病情，建议急诊剖宫产终止妊娠。12:35 剖宫产娩出一活男婴，重 3235g，Apgar 评分 8-8 分。手术顺利，术中出血少，术中闻及宫腔异味，羊水Ⅰ度。当日术后返病房化验提示转氨酶升高、血胆红素升高，结合患者凝血功能障碍，术后诊断妊娠期急性脂肪肝。即刻上报医务科、区妇幼保健所。术后血压正常，术后予保肝、降胆酸治疗、纠正低蛋白血症、利尿、纠正凝血功能、护胃、抗感染等治疗。顺利恢复，产后 2 周痊愈出院。

危重诊断：妊娠期急性脂肪肝。

【评审情况】

1. 组织评审机构　区妇幼保健所。

2. 评审级别　区级。

3. 评审类别　A。

4. 评审意见　见表 1–28 和表 1–29。

表 1–28　医疗服务六环节					
入　院	诊　断	医疗 / 管理 / 监测	护理 / 监测 / 执行医嘱	出　院	转诊*
√	√	√	√	√	1

*.1 无；2 规范；3 不规范

表 1–29　医疗服务六个影响因素					
医务人员	医疗常规 / 治疗指南	设　备	药　物	组　织	管　理
√	√	√	√	√	√

5. 孕产妇风险预警管理情况 见表 1-30。

表 1-30 孕产妇风险预警管理

管 理	孕 周	筛查结果或风险分类	风险因素
初筛	孕 10^{+2} 周	筛查阴性	无
动态评估	孕 14^{+1} 周	绿色	无
	孕 36^{+1} 周	黄色	妊娠期糖尿病，亚临床甲状腺功能减退
	孕 38 周（入院）	黄色	妊娠期糖尿病，亚临床甲状腺功能减退
	孕 38 周（术后 3h）	红色	妊娠期急性脂肪肝

小结：孕产妇风险预警动态评估完整、规范

6. 高风险孕产妇专案管理情况 初诊 10^{+2} 周，风险预警动态评估为绿色，孕期风险预警动态评估、孕 36 周及孕 38 周入院均为黄色，术后诊断急性脂肪肝，孕 38 周升级为红色，即高风险专案管理并及时救治。

7. 危重孕产妇管理情况

(1) 危重报告情况

① 危重发生机构：三级甲等专科医院。

危重发生时间：2018-04-19 16:00。

危重发生地点：产科病房。

② 危重发生后第一时间处理的医生资质和所属专业科室。

医生资质：主治医师、主任医师。

所属专业科室：产科。

③ 危重上报时间。

医院短信上报区妇幼保健所：2018-04-19 17:00。

区妇幼保健所电话上报市妇幼保健机构：2018-04-19 17:25。

区妇幼保健所邮件上报市妇幼保健机构：2018-04-19 19:20。

(2) 危重转会诊情况

① 会诊情况：无会诊。

② 转诊情况：无转诊。

③ 危重孕产妇多学科管理情况：无转诊，院内有针对危重孕产妇的多学科团队管理。

【成功经验】

1. 临床救治要点 患者妊娠期急性脂肪肝诊断及时，患者孕期定期产前检查，及时发现孕妇合并亚临床甲状腺功能减退，给予药物治疗，并定期检测甲状腺功能，OGTT 异常，确诊妊娠期糖尿病，予饮食运动控制血糖可。其余产前检查无殊，患者因"孕 38 周，胃纳差 1 周伴恶心呕吐 4 天"入院，入院后加强母胎监护，产时产后关注患者肝功能，凝血功能变化。该患者疾病发现及时，终止妊娠及时，团队合作到位。

2. 孕产期保健管理要点 孕期规律产前检查，及时妊娠风险预警动态评估并专案管理，入院诊断及救治均及时。患者孕期定期产前检查，及时发现孕妇合并亚临床甲状腺功能减退，给予药物治疗，并定期检测甲状腺功能，OGTT 异常，确诊妊娠期糖尿病，予饮食运动，控制血糖可。

【需改进之处】

孕产妇"恶心呕吐"应尽早查明原因，重视尿常规检查结果。

【专家点评】

本案例发生于某分娩量较大的一家三级甲等专科医院妇产科，对于妊娠急性脂肪肝等发病率相对少见的疾病，在该院较大的分娩基础上，每年都会遇见数例，因此临床医生对于诊断较为敏感，从本例的临床诊断和治疗上看反应和抢救均较为积极，流程畅通最终患者痊愈出院。在管理方面，发现危重即充分重视，按规范上报。

评审中对抢救经验中成功的部分给予肯定，但没有指出需改进之处。①临床诊断方面，患者因胎儿窘迫进行急诊手术，术前肝功能报告未出，但凝血报告已经明确患者存在凝血功能异常的情况，术前并未能及时诊断急性脂肪肝。虽然患者术中过程顺利，并没有因这项诊断上的延迟造成后果。但是从患者手术至确诊期间有 3 小时余，延迟诊断间隔存在潜在风险，包括对各种并发症的监测、处理和治疗，如能在术前判断并积极做好相关准备，则更加完美。②保健管理方面，孕妇从 5 天前出现症状，至 3 天前症状明显，病程发展才来院就诊，如果能在孕期对相关症状进行提前宣教，有身体不适症状及时就医，可以在病情发展严重前积极终止，获得更好更快的恢复。对于抢救成功的案例，往往容易在评审中忽视对抢救细节的复盘和追问，这样就不能达到进一步提高和预防再次发生的目的，应在评审中注意。

羊水栓塞

案例 11 羊水栓塞

急骤、凶险、预测困难，被视为"死神"的羊水栓塞，临床医生必须时刻保持高度警惕！

【基本概况】

1. 基础信息 姜某，27 岁，本科学历，上海户籍，0-0-0-0。14 岁时行关节镜手术。

2. 社会经济背景 本人为专业技术人员，配偶职业及家庭经济收入不详。

【本次妊娠情况】

末次月经 2018-01-08，预产期 2018-10-27。孕早期见红一次，保胎治疗史。孕期在某三级甲等专科医院建卡正规产前检查 17 次，无异常。

【病史摘要】

孕妇平素月经规则，末次月经 2018-01-08，校正后预产期 2018-10-27。孕早期见红一次，有保胎治疗史。孕 8^{+4} 周某三级甲等专科医院建卡，定期产前检查共计 17 次，无异常发现。2018-10-27 出现 4～5min 一阵宫缩，持续 10s，质弱，无阴道流血流液，拟"G1P0，孕 40^{+2} 周"收入院。

体格检查：体温 37.1℃，脉搏 90 次/分，呼吸 18 次/分，血压 115/82mmHg。身高 160cm。全身查体无异常。阴道检查：先露头，S-3，胎膜未破，子宫颈容受 70%，居中，质软。

诊治经过及结局：入院后完善相关检查，因不规则宫缩时间长、疲劳，予肌内注射杜冷丁（盐酸哌替啶）休息并协调宫缩。2018-10-28 人工破膜及缩宫素静脉滴注加速产程等措施后，宫口扩张 5cm 后 4h 无进展，考虑相对头盆不称、产前发热（37.6℃），孕妇及家属拒绝继续阴道试产，急诊行剖宫产术终止妊娠。

2018-10-29 20:30 行硬膜外麻醉下急诊剖宫产术；20:37 胎儿娩出，重 3480g；20:41 胎盘自然娩出，因宫缩欠佳，予卡贝缩宫素注射液 100μg 加入补液中促宫缩治疗。20:42 出现胸闷，血压 119/89mmHg，血氧饱和度 99%。20:44 意识丧失，呼之不应，立即予面罩吸氧 3L/min；生命体征：血压 60/30mmHg，脉搏 80 次/分，血氧饱和度 100%，予去甲肾上腺素 100μg 升压、氢化可的松 500mg 静脉滴注治疗。20:47 意识恢复，生命体征：血压 62/35mmHg，脉搏 80 次/分，血氧饱和度 100%，再次予去甲肾上腺素 100μg 升压治疗。21:30 手术结束，患者意识清醒，术中出血 200ml，阴道检查：宫腔内出血 800ml。生命体征：血压 107/81mmHg，血氧饱和度 100%，心率 160 次/分，呼吸 22 次/分，急查血常规、凝血功能，申请输血；并予开通中心静脉。

21:54 血制品到场，开始输血，并向患者家属口头告知相关病情。

经输血（共计输注红细胞悬液 6 单位、新鲜冰冻血浆 1000ml、低温冷沉淀 10 单位、凝血酶原复合物 600U，人纤维蛋白原 2g）、抗感染、预防血栓等治疗，产妇恢复好，于术后第 7 天出院。

危重诊断：羊水栓塞。

【评审情况】

1. 组织评审机构　区妇幼保健所。

2. 评审级别　区级。

3. 评审类别　A。

4. 评审意见　见表 1-31 和表 1-32。

表 1-31　医疗服务六环节

入　院	诊　断	医疗/管理/监测	护理/监测/执行医嘱	出　院	转诊*
√	√	√	√	√	1

*.1 无；2 规范；3 不规范

表 1-32　医疗服务六个影响因素

医务人员	医疗常规/治疗指南	设　备	药　物	组　织	管　理
√	√	√	√	√	√

5. 孕产妇风险预警管理情况　见表 1–33。

管 理	孕 周	筛查结果或风险分类	风险因素
初筛	孕 6 周	筛查阴性	无
动态评估	孕 8^{+4} 周	绿色	无
	孕 28 周	绿色	无
	孕 36 周	绿色	无

表 1–33　孕产妇风险预警管理

小结：孕产妇风险预警动态评估完整、规范

6. 高风险孕产妇专案管理情况

孕妇风险预警动态评估为绿色低风险，因"剖宫产术中一过性意识丧失 + 凝血功能异常"三级专科医院报危重，经积极救治病情迅速好转，痊愈出院。

7. 危重孕产妇管理情况

(1) 危重报告情况

① 危重发生机构：三级专科医院。

危重发生时间：2018–10–29 23:50。

危重发生地点：手术室。

② 危重发生后第一时间处理的医生资质和所属专业科室。

医生资质：副主任医师。

所属专业科室：妇产科。

③ 危重上报时间。

医院短信上报辖区妇幼保健所：2018–10–29 23:50。

区妇幼保健所短信上报市妇幼机构：2018–10–30 00:50。

区妇幼保健所邮件上报市妇幼保健机构：2018–10–30 05:40。

(2) 危重转会诊情况

① 会诊情况：院内院外会诊医生均为高级职称。

② 转诊情况：抢救后病情相对平稳，故未转诊。

③ 危重孕产妇多学科管理情况：危重抢救中心接到电话后立即出发，1h 内

到达抢救现场。

【成功经验】

1. 临床救治要点 分娩发现异常后，上报产科主任及产科安全办公室，术中医护人员立即予抗过敏、纠正呼吸循环功能衰竭和改善低氧血症、抗休克治疗，本案例救治及时有效，挽救孕妇生命，是一例比较成功的救治案例。

2. 孕产期保健管理要点 孕早期建卡，定期产前检查，孕产期保健管理较规范，危重管理及评审均规范。

【需改进之处】

建议全院继续加强对羊水栓塞、DIC 的早识别、早治疗，联合各个科室积极抢救，积极改善 DIC，预防休克。

【专家点评】

案例发生于某三级甲等专科医院妇产科，应对产科抢救的能力较强，发现患者术中胸闷、宫缩欠佳时，经临床相关化验检查，发现与出血不符的凝血功能障碍，诊断羊水栓塞，经过升压、输血、纠正凝血功能等治疗后，患者转危为安痊愈出院，是抢救较为成功的案例。

在评审中，评审专家肯定了抢救，同时指出医生存在对羊水栓塞的早识别不足，这也是本例抢救中最大的问题，但评审中没有给出具体的细节。

具体到本例患者，在临床处理中出现的问题主要包括：①产程时间较长，在产程中有人工干预措施，是否由高年资医生判断产程进展情况不明；②对羊水栓塞的临床表现早识别能力不足，术中一过性出现患者意识丧失伴血压下降，此时应首先考虑包括羊水栓塞在内的疾病诊断，及时完善相关检验指标。本例患者直到术后阴道出血量多，再进行相关的化验检查和申请输血，并根据回报的检查结果诊断为羊水栓塞。从患者在临床上出现症状，直到开始输注血制品，长达 70min。所幸一方面患者属于较轻型的羊水栓塞；一方面在发现症状的同时，已经开始使用糖皮质激素和升压药物等治疗。否则诊断的延迟，足以危及患者生命。

在危重评审中，还要注意，有些案例的凝血功能障碍并非由羊水栓塞造成，而是由严重的产后出血、失血性休克造成的继发性凝血功能障碍。因此排除这种情况非常重要。本例患者总计出血量不多，但凝血功能严重障碍，且病程中出现一过性意识丧失等表现，可以支持诊断，但如果病史材料中提供患者的体重等信息，进一步排除血容量不足造成的症状，则更有利于鉴别诊断。

从保健管理角度分析，本例患者孕期过程顺利，剖宫产时发生羊水栓塞，诊断后立即组织抢救和规范上报。

综上，虽然患者的结局良好，但是本例在临床处理中存在瑕疵，应在评审中明确指出，以避免再次发生。

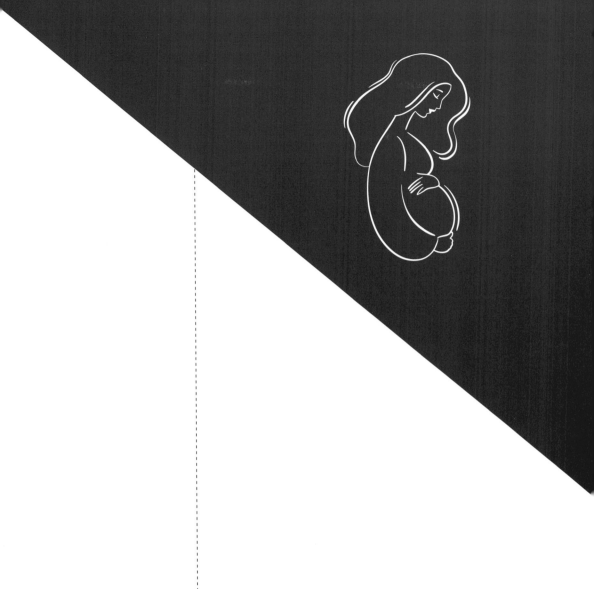

下篇 妊娠合并症

妊娠合并心脏病

案例 12 妊娠合并扩张型心肌病（一）

生育期女性患有扩张型心肌病，是否可以妊娠及妊娠后管理问题需多学科共同讨论。

【基本概况】

1. 基础信息 陈某，24 岁，外省户籍，常住外地，已婚，0-0-1-0。2016 年 3 月呼吸道感染后并发病毒性心肌炎在外地住院治疗 2 周，2016 年 10 月孕 16^{+6} 周，因心功能不全，左心室增大，左心室收缩功能减低，三级甲等综合医院行利凡诺（乳酸依沙吖啶）引产术。2016 年 10 月利凡诺（乳酸依沙吖啶）引产术出院后至今一直在上海 A 医院［三级甲等综合医院（市级危重孕产妇会诊抢救中心）］就诊，考虑扩张型心肌病。

2. 社会经济背景 夫妻双方均有工作，经济情况不详。

【本次妊娠情况】

末次月经 2019-02-16，预产期 2019-11-23，自然受孕，停经孕 8^{+3} 周外省三级乙等综合医院建卡，超声 NT 检查及中期唐氏筛查正常，三级甲等综合医院胎儿大排畸：胎儿左侧侧脑室增宽（11mm），右侧侧脑室（6mm）。

【病史摘要】

1. 入院病史 患者 3 年前（2016 年 3 月）呼吸道感染后并发病毒性心肌炎，在外省住院治疗 2 周后出院（未提供病史资料）。出院后自觉活动后偶感气促、胸闷，上楼梯 2 层感气急，胸闷，夜里睡觉无憋醒，日常活动不受限。2016 年 10 月孕 16 周，因胸闷气急，考虑"心功能不全"利凡诺（乳酸依沙吖啶）引产术。之后一直在 A 院（三级甲等综合医院）心内科就诊，考虑扩张型心肌病，口服曲美他嗪 20mg 每日 3 次，搏力高（坎地沙坦酯）4～8mg 每日 1 次，金络

（卡维地洛）10mg 每日 2 次，益心舒 2 片每日 3 次。1 年前心脏彩超：左心室内径正常上限伴左心室整体收缩活动减弱，LVEF 36%。

2019 年停经 1 个月确诊宫内早孕后停用上述药物，改为倍他乐克（酒石酸美托洛尔）47.5mg 每日 1 次，辅酶 Q_{10} 2 粒每日 3 次。治疗期间症状无明显好转，定期复查心脏彩超。2019-03-15 心脏彩超（A 院）：左心室增大伴左心室整体收缩活动减弱，LVEF 38%。2019-06-05 心脏彩超（A 院）：左心室增大伴左心室整体收缩活动减弱，LVEF 36%。2019-07-10 心脏彩超（当地某三级甲等综合医院）：左心室增大，左心室壁整体收缩活动减弱，左心室收缩功能下降，LVEF 39%。心电图：窦性心律，频发室性期前收缩，T 波改变。2019-08-02（孕 23^{+5} 周）因活动后胸闷、气促较前加重，日常体力劳动后感劳累，在当地产科住院，2019-08-13 复查心脏超声：①左心室增大；②左心室收缩功能减低，LVEF 41.7%。OGTT（空腹、餐后 1h、餐后 2h）分别为 4.22mmol/L、10.12mmol/L、7.85mmol/L，动态监测 BNP，最高 127pg/ml，并予地高辛强心、美托洛尔缓释制剂、辅酶 Q_{10} 等治疗 12 天后出院，继续口服药物治疗，饮食控制监测血糖正常范围，并建议 2 周后产科门诊复查，出院后无胸闷、气促、心悸等不适，可一枕平卧。2019-08-29 孕 27^{+3} 周，无胸闷、心悸、气促，无咳嗽、咳痰，咯血，发热，流涕等症状。予就诊上海医院（B 院）（三级甲等综合医院 / 市级危重孕产妇会诊抢救中心）门诊产前检查，查 BNP 1754pg/ml，拟"G2P0 孕 27^{+3} 周，扩张型心肌病，心功能 Ⅱ～Ⅲ级"收治入院。

2. 体格检查

体温 36.8℃，脉搏 107 次 / 分，呼吸 20 次 / 分，血压 106/69mmHg；神清，一般情况可，无贫血貌，杵状指不明显，SpO_2 97%（不吸氧）。心率 107 次 / 分，律齐，偶可闻及早搏，未闻及明显病理性杂音。双肺呼吸音清，未闻及干湿啰音。腹膨，无压痛、反跳痛，肝脾肋下未及，双肾区无叩痛。双下肢无水肿。膝反射正常。专科检查：腹膨，妊娠腹型，宫高 27cm，腹围 81cm，腹软，无宫缩，FHR 150 次 / 分。

3. 实验室检查和辅助检查

2019-08-29，肌钙蛋白 I 0.03ng/ml，肌红蛋白 13.50ng/ml ↓，肌酸激酶同工酶 0.9ng/ml；2019-08-30，HbA1c 5.1%；高敏 CRP 0.66mg/L。

2019-09-02，白细胞计数 11.57×10^9/L ↑，中性粒细胞 75.9% ↑，淋巴细胞 15.9% ↓，血红蛋白 98g/L ↓，血小板计数 185×10^9/L；凝血酶原时间 10.70s，INR 0.97，纤维蛋白原 4.10g/L ↑，部分凝血活酶时间 29.9s，凝血酶时间 13.0s；NT-proBNP 366.70pg/ml ↑；血钾 3.6mmol/L，血钠 133mmol/L ↓，血氯 99mmol/L。

2019-09-03 心脏超声检查：①左心室增大；②左心室收缩功能减低，LVEF 36.4%。NT-proBNP 336.00pg/ml ↑。

2019-10-10 肝肾功能：ALT 14U/L，AST 14U/L，血清尿素 3.80mmol/L，血清肌酐 52.0μmol/L；白细胞计数 7.22×10^9/L，血红蛋白 118g/L，血小板计数 307×10^9/L；NT-proBNP 514.90pg/ml ↑。

2019-10-10 心脏超声：左心室增大，室壁运动弥漫性减弱，左心室收缩功能减低，LVEF 40%。

4. 诊治经过及结局 患者入院后，予以完善相关检查，因扩张型心肌病，左心室收缩功能减低，予告病危，多科室会诊，予以强心、利尿、降低心肌耗氧量、营养心肌等对症治疗，2 个疗程地塞米松促胎肺成熟，吲哚美辛、硝苯地平、醋酸阿托西班治疗，因"31^{+1} 周、先兆早产"2019-09-25 9:20 于腰硬联合麻醉下行子宫下段剖宫产术。术中娩出一活男婴，体重 1890g，Apgar 评分 8（呼吸、肌张力各扣 1 分）-10 分，胎盘完整，脐带正常，羊水量中、清。术毕血压 110/70mmHg，导尿畅，尿色清。术后患者转入外科监护室严密监测患者生命体征。术后予以抗感染、继续强心、利尿、回奶等对症支持治疗，术后患者一般情况可，复查心脏超声 LVEF 较前上升，腹部伤口无明显渗血渗液，阴道少量出血，患者及家属要求回当地继续治疗，故予以签字出院。

危重诊断：扩张型心肌病，心功能Ⅱ～Ⅲ级。

【评审情况】

1. 组织评审机构 三级甲等综合医院（市级危重孕产妇会诊抢救中心）。

2. 评审级别 院级。

3. 评审类别 A。

4. 评审意见 见表 2-1 和表 2-2。

表 2-1　医疗服务六环节

入　院	诊　断	医疗 / 管理 / 监测	护理 / 监测 / 执行医嘱	出　院	转诊*
√	√	√	√	√	1

*. 1 无；2 规范；3 不规范

表 2-2　医疗服务六个影响因素

医务人员	医疗常规 / 治疗指南	设　备	药　物	组　织	管　理
√	√	√	√	√	√

5. 孕产妇风险预警管理情况　见表 2-3。

表 2-3　孕产妇风险预警管理

管　理	孕　周	筛查结果或风险分类	风险因素
初筛	不详、外省	不详	不详
	初诊（孕 8^{+3} 周）外省	不详	不详
动态评估	孕 23^{+5} 周	不详	不详
	孕 27^{+3} 周	红色	扩张型心肌病

小结：孕产妇孕 8^{+3} 周至孕 27^{+3} 周一直在外省产前检查，孕产妇风险初筛及评估情况不详，进入上海市后医院风险预警动态评估规范

6. 高风险孕产妇专案管理情况　该孕妇孕 8^{+3} 周时在外省三级乙等综合医院初诊建卡，风险初筛级评估情况不详，孕 27^{+3} 周按规范进行风险预警动态评估为红色（扩张型心肌病），区妇幼保健所上报及随访管理中。

7. 危重孕产妇管理情况

(1) 危重报告情况

① 危重发生机构：三级甲等综合性医院（市级危重孕产妇会诊抢救中心）。危重发生时间：2019-09-03 15:00。

危重发生地点：产科病房。

② 危重发生后第一时间处理的医生资质和所属专业科室。

医生资质：主任医师、主治医师。

所属专业科室：产科。

③ 危重上报时间。

医院短信上报区妇幼保健所：2019-09-03 15:19。

区妇幼保健所短信上报市妇幼保健机构：2019-09-03 15:33。

区妇幼保健所邮件上报市妇幼保健机构：2019-09-03 19:40。

(2) 危重转会诊情况

① 会诊情况：危重发生后有院内会诊（MDT），会诊医生均为高级职称。

② 转诊情况：就诊医院本身为危重孕产妇会诊抢救中心，剖宫产术后院内转诊外科 ICU。

③ 危重孕产妇多学科管理情况：危重孕产妇会诊抢救中心会诊响应速度10min，危重孕产妇会诊抢救中心有针对危重孕产妇的多学科团队管理。

【成功经验】

1. 临床救治要点　扩张型心肌病伴左心室收缩功能不全，属于妊娠高风险。随着患者孕期增加 LVEF 呈下降趋势，需引起足够重视。定期随访心脏超声，风险预警动态评估心功能，该患者适时终止妊娠，得到良好妊娠结局。

2. 孕产期保健管理要点　外省户籍，常住外地，来沪疾病就诊，在外地和上海两地产前检查，掌握产前检查情况，充分了解既往史，定期进行风险预警动态评估，能更好地规避妊娠期风险。

【需改进之处】

1. 临床救治　2016 年因心功能不全不宜继续妊娠，予利凡诺（乳酸依沙吖啶）引产，后诊断扩张型心肌病。应告知患者再次妊娠前应做好评估，是否适宜妊娠。

2. 保健管理　要加强非本市流动孕产妇的管理，在孕前和早孕期能有多学科合作，孕期产前检查选择合适的医院，也可以减少危重发生的概率。

【专家点评】

诊断明确，符合危重上报标准。该患者诊断明确为"扩张型心肌病"，在怀孕前需进行心内科、产科、麻醉科等多学科会诊，告知患者是否适宜妊娠，以减少危重症的发生；如果妊娠，一定要选择合适的综合医院产前检查。此患者妊娠后需要严密动态观察监护心脏各项指标，孕期辗转多家医院就诊，作为流动人口，最后就诊医疗机构为上海市危重孕产妇会诊抢救中心，得到充分重视，实时动态观察评估，及时终止妊娠，母婴结局良好。

案例 13　妊娠合并扩张型心肌病（二）

高龄心功能不全妇女，妊娠需谨慎，孕前评估尤其重要。

【基本概况】

1. 基础信息　李某，40 岁，上海户籍，小学文化，2-0-1-2。2017 年 8 月末次分娩后诊断为扩张型心肌病，心功能Ⅲ级，现口服舒丁胺（培哚普利），贝他乐克（酒石酸美托洛尔），心功能控制情况不明。否认家族遗传病史。

2. 社会经济背景　本人无业、配偶为工人，家庭月收入 7000 元。

【本次妊娠情况】

患者平素月经规律,（4～5)/30 天，末次月经 2018-06-01，2018-07-14 妇科超声提示：早孕，宫内见孕囊（15mm×9mm×9mm）及卵黄囊。现患者一般情况可，无阴道出血，无腹痛，为行人工流产手术入院。

【病史摘要】

1. 入院病史　患者平素月经规律,（4～5)/30 天，末次月经 2018-06-01，2018-07-14 妇科超声提示早孕；现患者一般情况可，无阴道出血，无腹痛，无胸闷气急等，要求人工流产入院。

2. 体格检查　体温 36.6℃，脉搏 78 次/分，呼吸 19 次/分，血压 95/60mmHg。神清，气平，自动体位，回答切题，查体合作，步入病房，口唇无发绀，颈软，颈静脉无怒张，双肺呼吸音清晰，未闻及干、湿啰音。心率 78 次/分，律齐；腹平软，全腹无压痛及反跳痛，肝脾肋下未触及，关节无红肿，无杵状指（趾），双下肢无水肿。妇科检查：外阴已婚式；阴道畅，无血性分泌物；宫颈光滑；子宫质软，增大如孕7周，无压痛及反跳痛；双侧附件区未触及明显异常。

3. 实验室检查和辅助检查 7月14日妇科超声提示：后位子宫，大小59mm×49mm×60mm，宫内见孕囊，可见卵黄囊，大小15mm×9mm×9mm。7月26日心脏超声：左心增大，LVEF 36%，中度二尖瓣反流（二尖瓣环脉冲多普勒速度图示：Ea 大于 Aa）。

4. 诊治经过及结局 患者入院后完善相关辅助检查，因患者合并扩张型心肌病，心功能Ⅲ级，心脏彩超提示 LVEF 31%，为危重孕产妇，请心内科，麻醉科，产科全院大会诊后，于 2018-08-01 全身麻醉下行高危人流术，手术顺利，术后继续口服倍他乐克（酒石酸美托洛尔）、螺内酯、万爽力（盐酸曲美他嗪）等药物维持心脏功能，同时给予甲硝唑口服预防感染，术后定期复查患者血常规，CRP，电解质，生化和心脏彩超，患者术后恢复较好，心功能较大改善，能够爬4层楼梯无气喘，为心功能Ⅱ级，分别复查患者心电图，动态心电图，血BNP，并再次请心内科会诊，心内科会诊评估患者心脏功能为Ⅱ级，且一般情况较好，可解除危重，并与妇幼保健所和医务处汇报，区妇幼保健所和医务处同意解除危重，予以出院。

危重诊断：扩张型心肌病，心功能Ⅲ级。

【评审情况】

1. 组织评审机构 三级甲等综合医院（市级危重孕产妇会诊抢救中心）。

2. 评审级别 院级。

3. 评审类别 A。

4. 评审意见 见表2-4和表2-5。

表2-4　医疗服务六环节					
入　院	诊　断	医疗/管理/监测	护理/监测/执行医嘱	出　院	转诊*
√	√	√	√	√	1

*. 1无；2规范；3不规范

表 2-5　医疗服务六个影响因素					
医务人员	医疗常规 / 治疗指南	设　备	药　物	组　织	管　理
√	√	√	√	√	√

5. 孕产妇风险预警管理情况　见表 2-6。

表 2-6　孕产妇风险预警管理			
管　理	孕　周	筛查结果或风险分类	风险因素
初筛	孕 7^{+1} 周	因意外妊娠要求终止就诊故未做初筛	
动态评估	初诊（孕 7^{+1} 周）	红色	扩张型心肌病，心功能Ⅲ级

小结：孕产妇风险预警动态评估完整、规范

6. 高风险孕产妇专案管理情况　该孕妇 2017 年诊断为扩张型心肌病，心功能Ⅲ级；该次意外妊娠，要求人工流产手术入院，入院后即刻启动危重孕产妇救治机制，全院大会诊，严密监护下人工流产手术并上报妇幼保健所，术后再次请心内科会诊，心内科会诊评估患者心脏功能为Ⅱ级，且一般情况较好，解除危重并出院。

7. 危重孕产妇管理情况

(1) 危重报告情况

① 危重发生机构：三级甲等综合性医院（市级危重孕产妇会诊抢救中心）。

危重发生时间：2018-07-27 15:30。

危重发生地点：妇科病房。

② 危重发生后第一时间处理的医生资质和所属专业科室。

医生资质：副主任医师。

所属专业科室：妇科。

③ 危重上报时间。

医院短信上报区妇幼保健所：2018-07-27 15:45。

区妇幼保健所短信上报市妇幼保健机构：2018-07-27 16:05。

区妇幼保健所邮件上报市妇幼保健机构：2018-07-27 19:00。

(2) 危重转会诊情况

① 会诊情况：危重发生后有院内会诊，会诊医生均为高级职称。

② 转诊情况：该危重孕产妇由危重孕产妇会诊抢救中心全程管理，未转诊。

③ 危重孕产妇多学科管理情况：危重孕产妇会诊抢救中心会诊响应速度10min 内，中心内部有针对危重孕产妇的多学科团队管理，已建立完善 MDT 团队及专家库。

【成功经验】

1. 临床救治要点 扩张型心肌病行人工流产手术应预防心律失常、心功能不全、心力衰竭；高危人工流产手术中心电监护，做好抢救准备，备好抢救物品及药物；围术期多学科会诊，协助诊治，及时处理。

2. 孕产期保健管理要点 该孕妇因停经 43 天医院就诊确诊为早孕，要求终止妊娠。因 2017 年诊断为扩张型心肌病，心功能Ⅲ级，故收入院。风险预警动态评估、救治及时、恰当；术后做好高风险孕产妇避孕宣教工作，避免意外妊娠。

【需改进之处】

1. 临床救治 2018-07-14 B 超提示早孕，2018-07-26 才行心脏超声检查，建议及早检查，同时行 BNP、心肌酶谱、肌钙蛋白等检测，了解心脏功能。

2. 保健管理 对于扩张型心肌病等不宜妊娠女性做好避孕宣教，落实到位。

【专家点评】

患者诊断明确，符合危重上报标准。对于需要人工流产的危重孕产妇，接诊医院非常重视，术前 MDT 会诊，围术期管理、评估准确，予以人工终止妊娠。对于扩张型心肌病，确定宫内早孕的同时尽早完善检查对心脏功能进行评估。

患者 2018 年末次分娩后诊断为扩张型心肌病，心功能Ⅲ级，产后应建议绝育手术。本次意外妊娠人工流产术后，仍需做好避孕宣教工作，并落实到位。

案例 14 妊娠合并主动脉瘤破裂

产科临床中较少碰到主动脉瘤破裂，若是延误将导致孕产妇死亡。

【基本概况】

1. 基础信息 刘某，27 岁，外省户籍，常住外地。1-0-0-1，2014 年因"引产失败"行剖宫产。否认心脏病、糖尿病、高血压等慢性病史，否认过敏史、传染病史。

2. 社会经济背景 夫妻双方均有工作，无特殊。经济状况不详。

【本次妊娠情况】

平素月经不规则，末次月经 2019-09-01，根据超声推算预产期 2020-06-15。孕期在外省医院定期产前检查，初次产前检查孕 12 周，孕早期血压 125/75mmHg，产前检查期间唐氏筛查 21 三体临界风险，无创 DNA 提示低风险，B 超大排畸胎儿未见异常。糖筛查无异常。孕期宫高腹围均在正常范围内。孕早、中期无心悸、胸闷、胸痛、气促等不适主诉，孕期体重增加 16kg。

【病史摘要】

因"G2P1 孕 32^{+4} 周，胸闷 9 天"于 2020-04-23 入院。孕 3 月心电图提示：房性期前收缩，短 PR 间期，窦性心律，24h 动态心电图："窦性心律，频发房性期前收缩，偶发室性期前收缩，部分 T 波改变"。自觉无不适，未行心脏超声检查。4 月 13 日（孕 31^{+1} 周）晚曾出现心悸，无胸闷、胸痛等不适，当时未就诊，于次日产前检查血压 125/70mmHg，心电图提示：窦性心动过速，胎心率偏快 170～178 次/分，未特殊处理。4 月 15 日（孕 31^{+3} 周）肝功能：转氨酶偏高，ALT 64U/L，AST 92U/L，总胆汁酸 25.4μmol/L。次日因"自觉胎动减少 3 天，转氨酶高"于外省某医院住院治疗，入院后发现血压 157/70mmHg，尿蛋白+，双下肢水肿，D-二聚体 4.53mg/L，给予多烯磷脂酰胆碱保肝治疗，改善胎儿宫内窘迫和胎盘微循环。当天夜间出现胸闷、端坐呼吸，2020-04-21（孕 32^{+2} 周）行心脏彩超提示：主动脉无冠状窦瘤形成，三尖瓣口流出道梗阻改变，右心增大，心包少至中量积液。遂转入外省某三级甲等综合医院，入院后测血压 139/69mmHg，BNP 863pg/ml，D-二聚体 2.83mg/L，24h 尿蛋白 0.21g，AST 105U/L，ALT 365U/L。白蛋白 24.4g/L。给予促胎肺成熟、易善复（多烯磷脂酰胆碱）、优思弗（熊去氧胆酸）、绿丁诺（注射用还原型谷胱甘肽）保肝治疗，

4月22日胸部CT心影增大，心包积液，两肺未见异常，COVID-19核酸检测阴性。4月23日复查心脏彩超提示："主动脉无冠状窦瘤破裂，大小0.9cm，向右心房内呈瘤样膨出，大小3.4cm×3.9cm。瘤顶见宽约1.2cm破口，提示：主动脉无冠状窦瘤破裂入右心房，全心增大，心包积液"。产前检查B超：单胎头位，BPD 78mm，HC 283mm，AC 293mm，FL 58mm，AFV 60，S/D 2.37，大脑中动脉PI=0.87。双下肢水肿+++。120急诊转入上海三级甲等综合医院，拟诊"G2P1，孕32^{+4}周，妊娠合并主动脉无冠状窦瘤破裂，妊娠合并心脏病，心功能Ⅱ级，重度子痫前期HELLP综合征，肝损伤，ICP，低蛋白血症，瘢痕子宫"。

体格检查：体温36.1℃，脉搏119次/分，呼吸18次/分，血压131/74mmHg，神清气平，一般情况可，平车入病房，无贫血貌。心率119次/分，律齐，闻及舒张期杂音。双肺呼吸音清，未闻及干湿啰音。腹膨，无压痛反跳痛，肝脾肋下未及，双肾区无叩痛。双下肢水肿++。膝反射正常。专科检查：宫高33cm，腹围110cm，FHR：145次/分。未及宫缩。宫口未查，胎膜未破。心脏超声检查示先天性心脏病：①主动脉无冠状窦瘤破裂入右心房。主动脉窦无冠状窦瘤样膨出，瘤颈内径12mm，瘤顶部破裂8mm，破口血流入右心房，瘤体巨大，舒张期部分遮挡三尖瓣口。②左心房稍大，右心增大。③三尖瓣轻度反流。④心包腔少量积液。

入院完善各项检查后于次日（2020-04-24，孕32^{+5}周）下午，全身麻醉下行腹膜内子宫下段剖宫产一活女婴，重2000g，身长46cm，Apgar评分8（肤色 -1、肌张力 -1）-10分，新生儿转儿童医学中心，胎盘完整，脐带正常，羊水量中、清。后转入心外科ICU，予利尿治疗，适当强心、营养心肌，于2020-05-07（产后13天）行体外循环辅助下主动脉窦瘤破裂修补术，后继续予强心、利尿、抗感染治疗，各项指标复查结果满意。

危重诊断：主动脉瘤破裂。

【评审情况】

1.组织评审机构　区妇幼保健所。

2.评审级别　区级。

3.评审类别　A。

4. 评审意见 见表 2-7 和表 2-8。

表 2-7　医疗服务六环节

入　院	诊　断	医疗 / 管理 / 监测	护理 / 监测 / 执行医嘱	出　院	转诊 *
√	√	√	√	√	外省市转入

*.1 无；2 规范；3 不规范

表 2-8　医疗服务六个影响因素

医务人员	医疗常规 / 治疗指南	设　备	药　物	组　织	管　理
√	√	√	√	√	√

5. 孕产妇风险预警管理情况　见表 2-9。

表 2-9　孕产妇风险预警管理

管　理	孕　周	筛查结果或风险分类	风险因素
初筛	不详	不详	不详
动态评估	初诊（外省）	不详	不详
	孕 32 周（入院）	红色	心功能Ⅲ级

小结：由外省直接来沪就医，风险预警动态评估具体情况不详，上海三级甲等综合医院（市级危重孕产妇会诊抢救中心）风险预警动态评估规范

6. 高风险孕产妇专案管理情况　该孕妇为来沪就医，由 120 急救车直接入上海三级甲等综合医院（市级危重孕产妇会诊抢救中心）。入院后多科室会诊、救治，妊娠风险预警动态评估为红色（心功能Ⅲ级）。安全分娩后即进行主动脉窦瘤破裂修补术，各项指标复查结果满意后解除危重出院。

7. 危重孕产妇管理情况

(1) 危重报告情况

① 危重发生机构：三级甲等综合医院（市级危重孕产妇会诊抢救中心）。

危重发生时间：2020-04-23 21:00。

危重发生地点：产科病房。

② 危重发生后第一时间处理的医生资质和所属专业科室。

医生资质：副主任医师、主治医师。

所属专业科室：产科。

③ 危重上报时间。

医院短信上报区妇幼保健所：2020-04-23 22:08。

区妇幼保健所邮件上报市妇幼保健机构：2020-04-23 02:50。

(2) 危重转会诊情况

① 会诊情况：有院内（心内科、心外科、麻醉科）会诊，会诊医生均为高级职称。无院外会诊。

② 转诊情况：外省120急救车来沪就医直接转入三级甲等综合医院（市级危重孕产妇会诊抢救中心）急诊，事先未联系。产科剖宫产术后转外科ICU。

③ 危重孕产妇多学科管理：危重孕产妇发生在市级危重孕产妇会诊抢救中心内，响应速度快，有针对危重孕产妇的多学科团队管理。

【成功经验】

1. 临床救治要点　患者在外院诊断为主动脉无冠状窦瘤破裂，心功能Ⅱ～Ⅳ级，经心血管外科会诊考虑为限期手术。故产科先行剖宫产术终止妊娠，手术情况顺利，再转入心脏外科监护室，严密观察。在产后2周择期行主动脉窦瘤破裂修补术。整个过程顺利，产妇恢复良好，离不开产科安全办公室协调和多学科团队合作。

2. 孕产期保健管理要点　外省市120急救车直接转入上海市危重孕产妇会诊抢救中心，在多学科团队的协作下，选择最佳的方式，得到良好的结局。

【专家点评】

　　主动脉瘤破裂是一种少见的先天性心脏病。在胚胎发育过程中，由于主动脉瓣窦的基部发育不全，窦壁中层弹性纤维和肌肉组织薄弱或缺失，使主动脉壁中层与主动脉瓣纤维环之间缺乏连续性，造成主动脉瓣窦的基底部出现薄弱点，出生后主动脉血流压力将主动脉瓣窦的薄弱区逐渐外推膨出形成主动脉瘤样突出。最后在伴有或不伴有体力劳动或外伤的情况下发生破裂，即形成主动脉瓣窦瘤破裂。主动脉瓣窦瘤常呈风兜状，顶端有破口，窦瘤破裂多发生在右冠状动脉瓣窦，次之为无冠状动脉瓣窦，左冠状动脉瓣窦则很少见。妊娠合并主动脉无冠瓣主动脉窦瘤破裂在临床上极为罕见。本案例因为出现相应的临床表现而进行心脏超声检查发现此病。并按病情要求限期进行手术治疗。在临床处理中符合诊疗常规，由产科安全办公室牵头协调组织多次院内会诊，区妇幼保健所跟踪参与，先行剖宫产，产后 2 周行主动脉窦瘤破裂修补术，结局良好。

在危重评审中充分分析在外地就诊的过程，对进入本市孕产妇管理系统内的所有诊断与治疗过程亦进行了全面了解。同时对产科安全办公室在组织救治过程中的操作也进行了细致的评审。此外，该案例唐筛高风险时，不应再选筛查。

案例 15　妊娠合并围产期心肌病

持续孕期蛋白尿不容忽视，需警惕围产期心肌病。

【基本概况】

1. 基础信息　王某，29 岁，已婚，外省户籍，本科学历，0-0-0-0；否认家族遗传病史及既往慢性疾病史。

2. 社会经济背景　夫妻双方均为公司职员，经济收入中等。

【本次妊娠情况】

孕妇平素月经规律 7/30 天，末次月经 2018-12-11，预产期 2019-09-18。2018-12-31 移植冻胚 2 枚。早孕无腹痛、见红、胸闷等不适；孕 9^{+6} 周建卡，定期产前检查；孕 12^{+3} 周 B 超示：双绒双胎，CRL58/51mm，符合孕周；孕 17 周超声提示一胎 NF 6.5mm；无创 DNA 提示低风险，建议羊水穿刺，孕妇拒绝。

【病史摘要】

1. 入院病史　孕妇平素月经规律，末次月经 2018-12-11，2018-12-31 移植冻胚 2 枚，预产期 2019-09-17；孕 9^{+6} 周至三级专科医院建卡，孕 10^{+6} 周在社区建孕册，后定期产前检查。孕 12^{+3} 周查 B 超提示"双绒双胎，CRL58/51mm，符合孕周；一胎 NF 6.5mm"，无创 DNA 低风险，建议羊水穿刺，孕妇拒绝。OGTT 正常，GBS 阳性。孕期查血常规示轻度贫血，予补铁治疗。孕期无头晕头痛及视物模糊，无胸闷憋气，无腹痛、阴道流血、流水，无皮肤瘙痒，无多饮多尿多食表现。孕 30 周 B 超示：胎儿 A：BPD-HC-AC-FL：82-281-264-57mm，估计胎儿体重 1580g，胎儿 B：BPD-HC-AC-FL：73-260-236-54mm，估计胎儿体重 1192g，估计胎儿体重百分位对照为第 24 百分位。孕 34 周查尿蛋白 +，复查阴性。孕 36 周尿蛋白 +++，复查尿蛋白 ++，血压正常；B 超：胎儿 A，BPD-HC-AC-FL：96-325-311-67mm，重 2600g；胎儿 B，BPD-HC-AC-FL：85-304-277-63mm，头位 / 臀位，重 1955g，低于第 5 百分位，体重相差 24.8%，NST 有反应型，拟诊"双绒双胎，妊娠期蛋白尿"收入院待产。2019-08-20（孕 36 周）孕妇入院待产。

2. 体格检查　神清，检查合作，生命体征平稳，双肺呼吸音清，心前区听诊无异常。宫缩 10min 偶及，胎位头位 / 横位，胎心率 150 次 / 分和 148 次 / 分，胎动存在，双下肢无凹陷性水肿。

3. 实验室检查和辅助检查　24h 尿蛋白定量：2019-08-21，2.67g/24h 尿量 1025ml；2019-08-27，5.28g/24h 尿量 3125ml。

BNP（图 2-1）：心肌细胞合成天然激素，正常值＜100pg/L；100～400pg/L，提示呼吸衰竭、右心衰竭、肺栓塞。

心肌肌钙蛋白 0.023-0.026-0.059ng/ml，肌酸激酶、肌酸激酶同工酶均在正常范围。

2019-8-27 心脏超声：LVEF：34%；影像学意见：左心增大、心功能不全、轻度二尖瓣关闭不全。

4. 诊治经过及结局　入院后完善相关检查，监测血压，24h 血压平均值 139/90mmHg，夜间可平卧。BNP：1188pg/ml（2019-08-23），2046 pg/ml ↑（08-24）；B 超：双胎，头 / 横位，一胎胎儿生长缓慢可能，考虑短时间内不能结束妊娠，母胎风险大，告知病情及手术相关并发症，于 2019-08-24（孕 36^{+4} 周）行剖宫产术终止妊娠，终止妊娠后予心电监护、吸氧、头孢呋辛钠抗感染、速碧林（低分子肝素）预防血栓、白蛋白纠正低蛋白血症、呋塞米 + 螺内酯利

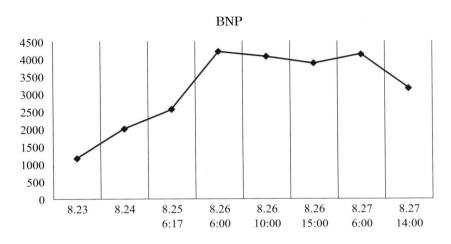

▲ 图 2-1 BNP 动态变化

尿等对症支持治疗，控制入量，监测尿量、体重变化、肝肾功能、电解质、BNP改变等。术后复查 BNP 持续升高。2019-08-27 剖宫产术后第 3 天，患者一般情况尚稳定，无头晕眼花、无恶心呕吐，体重62.1kg，2019-08-27 入量1350ml（补液 350ml，摄入 1000ml），出量1450ml（尿量950ml，大便500ml）。查体：体温 36.7℃，脉搏（100～110）次/分，活动后（120～130）次/分，呼吸（25～30）次/分，血压 118/90mmHg，SpO$_2$ 97%～99%，CVP 9.5cm H$_2$O，球结膜轻度水肿，心脏听诊未及明显异常，肺部听诊呼吸音稍粗，未及明显杂音，双乳无硬结，腹软，无压痛、反跳痛，宫底脐平，质硬，宫体压痛，恶露量少，色暗红。腹部切口无渗出，敷料干燥，双下肢水肿（＋）。2019-08-27 考虑患者术后 BNP持续升高，随即三级甲等综合医院会诊心脏超声：LVEF 34%，左心增大、心功能不全、轻度二尖瓣关闭不全。

会诊意见：患者符合围产期心肌病影像学表现。建议排除风湿免疫疾病可能，同时请心内科会诊诊治心力衰竭。

即请对口危重孕产妇会诊抢救中心会诊：结合病史和影像学表现，也考虑围产期心肌病引起的心功能不全，当晚转至对口危重孕产妇会诊抢救中心继续诊治，积极治疗 1 周后好转出院。

危重诊断：围产期心肌病、重度子痫前期。

【评审情况】

1. 组织评审机构 三级甲等专科医院。

2. 评审级别 院级。

3. 评审类别 A。

4. 评审意见 见表 2-10 和表 2-11。

表 2-10 医疗服务六环节					
入 院	诊 断	医疗 / 管理 / 监测	护理 / 监测 / 执行医嘱	出 院	转诊*
√	√	√	√	√	2

*.1 无；2 规范；3 不规范

表 2-11 医疗服务六个影响因素					
医务人员	医疗常规 / 治疗指南	设 备	药 物	组 织	管 理
√	√	√	√	√	√

5. 孕产妇风险预警管理情况 见表 2-12。

表 2-12 孕产妇风险预警管理			
管 理	孕 周	筛查结果或风险分类	风险因素
初筛	孕 10^{+6} 周	阳性	辅助生殖儿
动态评估	初诊（孕 12^{+3} 周）	黄	双胎，辅助生殖儿
	孕中期（孕 28 周）	黄	双胎，辅助生殖儿
	孕晚期（孕 32 周）	黄	双胎，辅助生殖儿
	孕晚期（孕 36^{+3} 周）	黄	双胎，辅助生殖儿
	产褥期	红	其他危及生命的严重内外科疾病、重度子痫前期

小结：孕产妇风险预警动态评估均完整、规范

6. 高风险孕产妇专案管理情况　该孕妇孕 9^{+6} 周三级甲等专科医院就诊并建卡，风险预警动态评估为黄色（双胎，辅助生殖儿），嘱社区早孕建册（孕 10^{+6} 周），风险初筛阳性。后定期产前检查，孕 28 周、孕 32 周和孕 36^{+3} 周时分别按规范进行风险预警动态评估均为黄色，风险因素未发生变化，其间由建册社区进行随访管理。产后 3 天，因发生其他危及生命的严重内外科疾病（围产期心肌病、产褥期心功能不全、轻度二尖瓣关闭不全、重度子痫前期）风险预警动态评估为红色，并启动危重救治流程，转至对口危重中心，1 周后解除危重出院。

7. 危重孕产妇管理情况

(1) 危重报告情况

① 危重发生机构：三级甲等专科医院。

危重发生时间：2019-08-27 17:00。

危重发生地点：产科病房。

② 危重发生后第一时间处理的医生资质和所属专业科室。

医生资质：副主任医师。

所属专业科室：产科。

③ 危重上报时间。

医院短信上报区妇幼保健所：2019-08-27 18:00。

区妇幼保健所短信上报市妇幼保健机构：2019-08-27 18:31。

(2) 危重转会诊情况

① 会诊情况：危重发生后组织院内外会诊，会诊医生均为高级职称。

② 转诊情况：院内无转诊。危重发生后转诊至对口危重孕产妇会诊抢救中心，并与对口危重中心所在区妇幼保健所联系，交接危重孕产妇具体情况。

③ 危重孕产妇多学科管理情况：对口危重孕产妇会诊抢救中心当天会诊，当晚转诊至 ICU 病房继续救治。危重孕产妇会诊抢救中心内部有针对危重孕产妇的多学科团队管理，建立完善 MDT 团队及专家库。

【成功经验】

1. 临床救治要点　发现实验室指标异常后及时汇报给上级医生，进行相关的辅助检查尽快开展多学科协作，包括麻醉科、产科、心内科、三级甲等医院心脏超声室、危重孕产妇会诊抢救中心、医务科、产科安全办公室等，综合评估，积极治疗、及时转诊。为挽救产妇生命起到至关重要的作用。

2. 孕产期保健管理要点 孕期做好动态评估，加强双胎孕期管理。对于 IVF 孕妇定期及时评估血液循环系统问题。

市级危重孕产妇会诊抢救中心、区妇幼保健所及区内助产医疗机构建立了良好的沟通渠道，积极发挥区内危重救治网络优势功能。不同区域妇幼所之间，以及危重救治中心在密切合作基础上形成双向、高效的联动工作模式，在追踪随访、干预及观察病情进展中得到充分体现。

【需改进之处】

1. 临床救治 重度子痫前期终止妊娠时机可适当提前；对 BNP 异常增高及心脏异常表现，注意临床诊断及时性。妊娠 34 周蛋白（＋），复查阴性，若及早进行 24 尿蛋白定量或者尿白蛋白肌酐比值的检测，或者缩短产前检查时间间隔，可能会更早发现异常并处理。

2. 保健管理 孕期能进行孕产妇风险预警动态评估，发生红色预警在产褥期，需要更正。IVF 的原因保胎情况需说明。妊娠 34 周蛋白（＋），复查阴性，可及早进行 24 尿蛋白定量或者尿白蛋白肌酐比值的检测，或者缩短产前检查时间间隔，及早发现异常并处理。

【专家点评】

该案例诊断明确，符合危重孕产妇上报标准，抢救是成功的。

但有需要改进的临床诊治：孕 36 周，蛋白尿（＋＋＋），24h 平均血压 139/90mmHg，考虑重度子痫前期，应予以硫酸镁治疗后及早终止妊娠，此例孕妇住院 4 天后才终止妊娠；重度子痫前期、双胎致循环系统负担明显加重，伴有 BNP 异常增高，首先需考虑心功能不全的可能，及早予以心脏超声检查及时发现围产期心肌病，及早干预，结局更好。

对于评审过程中所提供的病史中需增加：IVF 的原因，保胎的药物，孕期检查的次数，特别是孕 34 周蛋白（＋）后产前检查的次数，蛋白尿是否排除了免疫系统、泌尿系统疾病，转往危重中心后抢救的情况等。

对于评审过程中发现的需改进之处，应后续反馈至发生的医疗机构进行科内学习，吸取经验教训，杜绝同样的情况发生。

案例 16　妊娠合并早期心力衰竭

孕期半夜不能平卧，警惕早期心力衰竭！

【基本概况】

1. 基础信息　孕妇 25 岁，上海户籍，已婚，本科，0-0-0-0。否认家族遗传病史。既往史：哮喘史 10 余年，每年偶尔发作 1 次，孕期无发作；桥本甲状腺炎，孕期定期监测甲状腺功能正常。否认其他心、肝、肺、肾等重大疾病史。

2. 社会经济背景　孕妇本人及丈夫均职员，家庭收入 30 万元 / 年。

【本次妊娠情况】

末次月经 2019-04-13，预产期 2020-01-20。孕早期在社区卫生服务中心建册，孕 16 周左右至三级甲等专科医院建卡，规律产前检查，NIPT 低风险，OGTT 正常，B 超畸形筛查无异常，GBS 阴性。孕期无头痛、头晕、眼花等不适。

【病史摘要】

1. 入院病史　孕妇末次月经 2019-04-13，预产期 2020-01-20。社区卫生服务中心早孕建册，孕 16 周三级甲等专科医院初诊建卡，定期产前检查，NIPT 低风险，OGTT 正常，B 超畸形筛查无异常，GBS 阴性；无头痛、头晕、眼花等不适。孕 36 周（入院前 1 周）起自觉胸闷气喘，饭后及睡觉时明显，侧卧位无明显改善。2020-01-03 产前检查后拟"G1P0，孕 37^{+4} 周，气喘待查，桥本甲状腺炎，哮喘史"收入院。

2. 体格检查　神清，一般情况可，可平卧，无气喘气急胸闷，体温 37℃，呼吸 16 次 / 分，心率 85 次 / 分，律齐，血压 130/80mmHg，颜面无水肿，球结膜无明显充血，肺部听诊未及明显干湿啰音，腹隆，未及宫缩，胎位 ROA，胎心 140 次 / 分，宫高 35cm，估计胎儿体重 3000g 左右，下肢无水肿。20-01-05（入院第二天）夜间无法平卧，需半卧位，次日（入院第三天）起身活动气喘加重，血压 150/90mmHg，心率 108～112 次 / 分，SPO$_2$ 100%，呼吸 20 次 / 分，未及明显啰音。

3. 实验室检查及辅助检查 2020-01-03 心脏超声未见明显异常，EF 61%。2020-01-06 查心脏超声：EF 54%；心肌酶谱正常，电解质钠降低 126.9mmol/L，余正常。

4. 诊疗经过及结局 入院后予以完善检查，心电图及心脏超声检查无明显异常。住院观察 2 天，无明显主诉。2020-01-06（入院第三天）晨查房自诉昨夜间无法平卧，需半卧位，起身活动气喘加重，查体血压 150/90mmHg，心率 108~112 次 / 分，SpO₂ 100%，呼吸 20 次 / 分，未闻及明显啰音，再予复查心脏超声：EF 54%，心肌酶谱正常，电解质钠降低 126.9mmol/L，请本院内科急会诊考虑：妊娠期高血压、早期心力衰竭、心功能Ⅲ级，建议即刻终止妊娠。予汇报产科安全办公室、危重上报区妇幼保健所、家属谈话沟通后，遂于腰硬联合麻醉下行子宫下段剖宫产术，手术顺利，术中娩出一活婴，转新生儿科，术中生命体征平稳，血压 130/80mmHg，心率 80~110 次 / 分，SpO₂ 100%，出血 200ml，术后转 ICU 严密观察。术后生命体征平稳，无胸闷气促等不适，可平卧，心律 90 次 / 分左右，SpO₂ 100%，术后 1 天转出 ICU 解除危重。

危重诊断：早期心力衰竭，心功能Ⅲ级。

【评审情况】

1. 组织评审机构 三级甲等专科医院。

2. 评审级别 院级。

3. 评审类别 B。

4. 评审意见 见表 2-13 和表 2-14。

表 2-13 医疗服务六环节

入 院	诊 断	医疗 / 管理 / 监测	护理 / 监测 / 执行医嘱	出 院	转诊*
√	√	√	√	√	1

*.1 无；2 规范；3 不规范

表 2-14 医疗服务六个影响因素

医务人员	医疗常规 / 治疗指南	设 备	药 物	组 织	管 理
不足	不足	√	√	√	√

5. 孕产妇风险预警管理情况　见表 2-15。

管　理	孕　周	筛查结果或风险分类	风险因素
初筛	早期	筛查异常	桥本甲状腺炎，哮喘史
动态评估	初诊（孕 16$^+$ 周）	黄色	桥本甲状腺炎，哮喘史
	孕 37^{+4} 周	红色	妊娠合并心力衰竭，心功能Ⅲ级

表 2-15　孕产妇风险预警管理

小结：孕产妇风险预警动态评估不完整，缺少孕 28～32 周的动态评估

6. 高风险孕产妇专案管理情况　因患者初诊孕 16$^+$ 周，妊娠风险预警动态评估为黄色（一般风险），入院时风险升级为红色预警（高风险）。因"胸闷气喘"及时收入院观察，同时积极完善相关检查无明显异常。入院后三天因症状加重，再次急查相关指标，同时请内科急会诊考虑：妊娠期高血压、早期心力衰竭、心功能Ⅲ级，立即剖宫产终止妊娠。术后病情缓解。

7. 危重孕产妇管理情况

(1) 危重报告情况

① 危重发生机构：三级甲等专科医院。

危重发生时间：2020-01-06 10:30。

危重发生地点：产科病房。

② 危重发生后第一时间处理的医生资质和所属专业科室。

医生资质：副主任医师，主治医师。

所属专业科室：产科和内科。

③ 危重上报时间。

医院短信上报区妇幼保健所：2020-01-06 11:20。

区妇幼保健所邮件上报妇幼保健机构：2020-01-06 15:04。

(2) 危重转会诊情况

① 会诊情况：院内内科主治医师会诊，无院外会诊。

② 转诊情况：无转诊。

③ 危重孕产妇多学科管理情况：请内科会诊，无危重中心转诊。

【成功经验】

1. 临床救治要点 当出现早期心力衰竭症状：轻微活动后即出现胸闷、心悸、气短；休息时心率≥110次/分，呼吸≥20次/分；夜间端坐起呼吸；虽肺底部未闻及湿啰音，但及时请内科会诊，明确诊断后终止妊娠，解除病因，使心力衰竭在短期内得到有效控制。

2. 孕产期保健管理要点 入院前产前检查主诉得到重视，并及时收入院，抢救及时。

【需改进之处】

1. 临床救治 如孕妇出现异常情况及时就诊查找病因，避免延误病情而导致不良预后。危重发生后会诊医师的资质应为副主任医师及以上。

2. 保健管理 需加强孕期健康宣教及管理，一旦有不适及时就诊，孕期风险预警动态评估注意完整。

【专家点评】

该案例诊断明确，"早期心力衰竭，心功能Ⅲ级"符合危重孕产妇上报标准。值得肯定的是，产前检查重视主诉，及时收入院观察；当出现早期心力衰竭症状不典型时，及时请内科会诊，明确诊断后及时终止妊娠，解除病因，使心力衰竭在短期内得到有效控制，缓解病情，保证了母婴安全。需要改进的是，如孕妇出现异常情况应积极查找病因，如心力衰竭的 BNP 指标检查等，考虑心力衰竭应监测出入量，避免延误病情而导致不良预后；危重孕产妇会诊医师的资质应为高级职称，需要加强管理。

案例 17　妊娠合并重度肺动脉高压

妊娠期气喘气促者，超声心动图了解心脏结构非常必要。

【基本概况】

1. 基础信息 顾某，28岁，外省户籍，0-0-1-0，早孕人工流产一次，青霉素过敏史，否认个人内外科疾病史和家族遗传性疾病史。

2. 社会经济背景 夫妻双方均有工作，经济收入中等。

【本次妊娠情况】

此次自然受孕，G2P0，末次月经 2019-02-10，预产期 2019-11-17。孕期在外省某二级综合医院不规律产前检查 3 次。

【病史摘要】

1. 入院病史 因"孕 31^{+4} 周，活动后气促 5 月余，加重半个月"于 2019-09-19 入院。末次月经 2019-02-10，预产期 2019-11-17。患者孕 8 周时出现爬二楼气喘、伴快走时胸痛等症状，休息后症状消失，未予重视。2 周前上述症状加重，可耐受，无端坐呼吸，无咳嗽，无口唇发绀，夜卧一枕。3 天前在当地产前检查，行心脏超声提示异常，具体不详；今日再次复查心脏超声，提示先天性心脏病，房间隔缺损，右心房、右心室及左心房增大，肺动脉内径增宽，三尖瓣重度反流，重度肺动脉高压及少量心包积液。为进一步诊治，至上海市某三级甲等综合医院治疗，门诊拟"G2P0，孕 31^{+4} 周，妊娠合并先天性心脏病（多发孔型房间隔缺损），心功能 II～III 级，妊娠合并重度肺动脉高压，三尖瓣重度反流"收入院。

2. 体格检查 体温 36.8℃，脉搏 110 次/分，呼吸 22 次/分，血压 105/68mmHg，SO$_2$ 99%。神清气平，一般情况可，步入病房。心率 85 次/分，律齐，未闻及杂音，P$_2$ 亢进，双肺呼吸音清，未闻及干湿啰音。双下肢无水肿。专科检查：宫高 29cm，腹围 94cm，FHR 145 次/分。未及宫缩。宫口未开，胎膜未破。

3. 诊治经过及结局 患者入院后予以完善相关检查，因重度肺动脉高压，予以告病危，多学科会诊，给予西地那非、瑞莫杜林降低肺动脉压力，地塞米松促胎肺成熟，吲哚美辛抑制宫缩等处理，于 2019-09-24 在腰硬联合麻醉下行子宫下段剖宫产术。术前放置 Swan-Ganz 漂浮导管。术中娩出一活女婴，体重 1515g，身长 40cm，Apgar 评分 10-10 分，新生儿因早产转儿科专科医院治疗，胎盘胎膜完整，脐带正常，羊水量中、清。术后转入外科监护室进一步诊治。术后继续西地那非、瑞莫杜林降肺动脉压力，多巴胺升压，同时抗炎、利尿、促宫缩、回奶、雾化、抗凝治疗。术后一般情况可，无胸闷、心悸等不适，腹部伤口愈合佳，患者要求回当地继续治疗，故签字出院。

危重诊断：重度肺动脉高压。

【评审情况】

1.组织评审机构 区妇幼保健所。

2.评审级别 区级。

3.评审类别 A。

4.评审意见 见表 2-16 和表 2-17。

表 2-16 医疗服务六环节

入　院	诊　断	医疗／管理／监测	护理／监测／执行医嘱	出　院	转诊*
√	√	√	√	√	1

*.1 无；2 规范；3 不规范

表 2-17 医疗服务六个影响因素

医务人员	医疗常规／治疗指南	设　备	药　物	组　织	管　理
√	√	√	√	√	√

5.孕产妇风险预警管理情况 见表 2-18。

表 2-18 孕产妇风险预警管理

管　理	孕　周	筛查结果或风险分类	风险因素
初筛	/	外省市检查具体不详	/
动态评估	孕 31 周	红色	重度肺动脉高压

小结：主要在外省市产前检查，具体孕产妇风险预警动态评估情况不详

6.高风险孕产妇专案管理情况 该孕妇外省市产前检查，来沪就医，因"重度肺动脉高压"由三级甲等综合医院报危重，该院为危重孕产妇会诊抢救中心，在多科室协作下共同救治。经降低肺动脉压力和促胎肺成熟后，剖宫产终止妊娠，自动出院回当地继续治疗。

7. 危重孕产妇管理情况

(1) 危重报告情况

① 危重发生机构：三级甲等综合医院。

危重发生时间：2019-09-19 16:48。

危重发生地点：产科病房。

② 危重发生后第一时间处理的医生资质和所属专业科室。

医生资质：主任医师、主治医师。

所属专业科室：产科。

③ 危重上报时间。

医院短信上报区妇幼保健所：2019-09-19 18:25。

区妇幼保健所短信上报市妇幼保健机构：2019-09-19 18:30。

区妇幼保健所邮件上报市妇幼保健机构：2019-09-19 22:30。

(2) 危重转会诊情况

① 会诊情况：院内心外科、心内科、麻醉科会诊，会诊医生均为高级职称。

② 转诊情况：接诊医院为危重孕产妇会诊抢救中心，产科处理结束后转诊至外科 ICU。

③ 危重孕产妇多学科管理情况：就诊医院为危重孕产妇会诊抢救中心，已建立完善 MDT 团队及专家库。

【成功经验】

1. 临床救治要点　患者至该院即发现重度肺动脉高压，术前多学科会诊，及时予以降肺动脉压治疗后再行剖宫产术终止妊娠，最大限度降低肺动脉高压危象风险。术后加强监护，预防心力衰竭及感染等并发症。该案例抢救成功与多学科团队合作，以及完善的院内合作机制密不可分。

2. 孕产期保健管理要点　危重孕产妇会诊抢救中心，接到红色预警孕产妇，按规定及时报告；立即启动院内抢救流程，由产科主任指挥救治，为抢救赢得时间。

【需改进之处】

该孕妇外省来沪就医，孕期在外地非正规产前检查，早期中期风险预警动态评分不详。但孕妇孕 2 月即出现症状，2 周前有症状加重的情况，产前检查时未重视；直到症状更加严重才发现。强调加强心脏听诊，及早识别心脏病，及早处理，能更好地规避妊娠期风险。

【专家点评】

接诊单位为上海市危重孕产妇会诊抢救中心，同时也曾是上海市妊娠合并心脏病抢救中心，对包括肺动脉高压在内的妊娠合并心脏病危重孕妇具有丰富的抢救经验，并形成一套完善院内抢救流程，具备运行良好的院内多学科抢救团队。该例患者从诊治入院，至完成术前准备和胎儿肺成熟的治疗，在入院第 5 天行剖宫产术，并在术后进入 ICU 继续观察至病情平稳，整个抢救过程有条不紊，保证了母婴的安全。从本案例摘要上看，在临床救治方面也确实顺利流畅。然而，作为危重孕产妇案例评审，即使针对流畅的抢救过程，也要深挖需改进之处，比如为何术后不将该产妇转入心内科 ICU 由专科医生监护观察。此外，在孕产妇保健管理方面，本例一经诊断之后的上报流程通畅，但对于外地来沪就医的保健管理方面，怎样从源头规范保健是值得进一步思考的问题，要考虑如何将上海地区运作熟练的危重孕产妇保健管理辐射到周边，以惠及更多的孕产妇。

妊娠合并呼吸系统疾病

案例 18　妊娠合并重症肺炎

孕期出现呼吸困难应注意心肺功能变化！

【基本概况】

1. 基础信息　张某，29 岁，外省户籍，已婚，本科学历；婚育史：0-0-0-0；否认家族遗传病史及既往慢性病史。

2. 社会经济背景　本人为教师，丈夫为职员，经济收入中等。

【本次妊娠情况】

孕妇月经规则，末次月经 2019-01-09，预产期 2019-10-16。早孕 B 超符合孕周。孕 12^{+1} 周外省建卡定期产前检查，孕前 BMI＞25kg/m^2，妊娠风险预警动态评估为黄色，唐氏筛查低危，大排畸正常。

【病史摘要】

1. 入院病史　孕妇平素月经尚规则，7/30 天，末次月经 2019-01-09，预产期 2019-10-16。停经 40 天自测尿 hCG（＋），停经 52 天 B 超：CRL 8mm（相当于孕 51 天），基本符合孕周。早孕反应轻，孕早期无发热、感染及放射线接触史，否认早孕期阴道出血，孕 12^{+1} 周外省市建卡，心电图示：窦性心律。孕期定期产前检查，唐氏筛查低危，孕 22^{+5} 周四维彩超示双顶径 53m，羊水深度 5m，胎盘厚 24m，球拍状胎盘。2019-06-17（孕 23 周）受凉后出现咳嗽，无痰，感气喘，未行特殊治疗；2019-06-18 活动后出现气喘胸闷，休息后好转；2019-06-23 自觉症状无明显好转，不能爬楼梯，步行 200m 后就感气喘，休息后好转，当地人民医院就诊，查白细胞 12.89×10^9/L，中性粒细胞 76%，D - 二聚体 1.73mg/L，BNP 45pg/ml，高敏肌钙蛋白 T 9.38g/ml，尿蛋白（±），AST：109U/L，ALT：172U/L，给予吸氧，当地医院予补液用药（具体药物不详）病情无明显好转，遂转至当地某三级甲等综合医院检查：床边心脏超声 LA：33mm，LV 49/30mm，LVEF 64%，未见明显异常，腹部彩超未见明显异常，腹盆腔未见明显异常，予头孢类药物及阿奇霉素治疗。2019-06-24（孕 24 周）活动后仍感胸闷气促，遂 120 急诊送至上海市三级甲等专科医院（A）就诊，不吸氧情况下血氧饱和度为 91%~92%，11:59 急诊收入院。患者入院后严密监测生命体征及病情变化，不吸氧状态及轻微活动后，SPO$_2$ 90%~92%，不能平卧，遂急诊胸部 X 线片检查提示肺炎可能，邀本院心内科、三级甲等综合性医院（B）呼吸内科、三级甲等综合医院（C）危重孕产妇会诊抢救中心产科、重症医学会诊，综合会诊意见诊断：肺炎（社区获得性）、低氧血症、Ⅰ型呼吸衰竭可能、肺栓塞待排，妊娠合并肝损伤，孕 24 周。21:20 报病重，同时予抗炎保肝、抗凝、面罩吸氧（6min）等对症支持治疗。2019-06-25 患者症状无明显好转，持续面罩吸氧中。产科安全办公室联系上报区妇幼保健所，积极与危重孕产妇会诊抢救中心联系，因无床位无法转院。产科安全办公室再次与区妇幼保健所沟通，积极联系区内三级甲等综合医院（D）呼吸科会诊，启动区内危重孕产妇救治网络，协同诊治。6 月 25 日经区内三级甲等综合医院（D）会诊建议加用低分子肝素，定期随访 DIC、BNP、血常规等指标。

经区妇幼保健所协调后，2020-06-27 患者由 120 转运至区内三级甲等综合医院抢救室，查血常规示白细胞 13.58×10^9/L，淋巴细胞 83.5%，CRP 83mg/L；肝功能 AST 149U/L，ALT 70U/L，Alb 27g/L，LDH 227U/L；D-二聚体 2.25mg/L，APTT 39.9s；胸部 CT 提示两肺多发渗出实变影，感染可能，心脏超声未见明显异常。2019-06-28 全院大会诊后，考虑重症肺炎、Ⅰ型呼吸衰竭，上报危重并收入呼吸科积极救治。

2. 体格检查　体温 36.8℃，脉搏 104 次/分，呼吸 30 次/分，血压 130/84mmHg，血氧饱和度 95%（鼻导管 5L/min）。神清，精神可，全身皮肤无黄染，无瘀点瘀斑，全身浅表淋巴结未及肿大。颈软，气管居中，扁桃体未及肿大。双肺呼吸音粗，左下肺可闻及少量湿啰音。心率 104 次/分，心律齐，各瓣膜区未闻及明显杂音。腹软，无压痛、反跳痛，肝脾肋下未触及。双下肢无水肿。神经系统查体阴性。

3. 实验室检查和辅助检查

(1) 2019-07-04 实验室检查：pH 7.299↓，二氧化碳分压 53.0mmHg↑，氧分压 72.0mmHg↓，血氧饱和度 93.3↓%，乳酸浓度 1.3mmol/L，阴离子间隙 7.0mmol/L↓，氧合指数 72mmHg↓，吸氧浓度 100%。C 反应蛋白 173mg/L↑，白细胞计数 32.66×10^9/L↑，中性粒细胞 91.9%↑，血红蛋白 115g/L，血小板计数 325×10^9/L↑。前白蛋白 90mg/L↓，ALT 92U/L↑，AST 58U/L↑，总胆红素 9.6μmol/L，总蛋白 75g/L，白蛋白 25g/L↓，白球比例 0.50↓，NT-proBNP 769.5pg/ml↑，降钙素原 0.64ng/ml↑。

(2) 2019-07-03 辅助检查：肺动脉薄层 CTA 增强。①肺动脉 CTA 未见明显异常；②颈部及纵隔气肿；③两肺弥漫渗出性病变、部分实变，拟感染，两侧少量胸腔积液。

4. 诊治经过及结局 患者入院后，心电监护，监测胎心，高流量吸氧，考虑患者顽固性低氧血症进行性加重，6 月 28 日拟"重症肺炎、呼吸衰竭"上报危重。由医院产科安全办公室多次组织院内会诊及全市大会诊（B 院产科、呼吸科，C 院感染科、微生物研究所，D 院感染科、微生物研究所、呼吸科、产科、ICU、风湿免疫科），讨论认为患者感染性可能，皮肌炎等免疫疾病不能除外，目前予高频氧维持，抗生素广谱覆盖，丙球蛋白支持治疗，效欠佳，停用斯沃（利奈唑胺），激素加量，增加白蛋白用量，预防性抗凝，必要时可适时终止妊娠。患者 2019-07-02 晨起活动后突发气促，血氧饱和度跌至 88%～89%，50min，后呼吸机调到高流量 55L 纯氧，血氧饱和度＞90%，血气分析氧分压 7.64kPa，氧合指数＜100mmHg，考虑患者生命体征不平稳，无创呼吸机使用中，不宜搬动和转运，建议尽早终止妊娠，建议术后入重症监护室，加强综合治疗。即刻上报患者处于濒死状态。2019-07-02 21:09 气管插管并行呼吸机支持待 SpO$_2$ 维持于 90%～93%，生命体征稳定后于 2019-07-02 21:47 转入手术室行剖宫取胎术，术后转至重症医学科进一步诊治。

转入重症医学科后考虑患者为"重症肺炎、ARDS、急性呼吸衰竭（Ⅰ型）、剖宫产后"，予以完善病因学诊断，行气管镜检查提示"气管内少量白色黏痰，左右主气管管腔通畅，少量白色黏痰，右肺下叶后基底段及左肺下叶背段开口局部痰液堵塞，余无异常"，予以行肺泡灌洗送检二代基因测序，同时继续予以

"美平（注射用美罗培南）1.0g 每 6 小时 1 次 + 斯沃（利奈唑胺）600mg 每 12 小时 1 次 + 可乐必妥（左氧氟沙星）500mg 每日 1 次 + 科赛斯（注射用醋酸卡泊芬净）50mg 每日 1 次"联合抗感染治疗，并予以甲泼尼龙 160mg/d 抗炎、丙球蛋白 20g/d 调节免疫。术后患者口插管呼吸机辅助通气，呼吸驱动明显，P/F 指数 100～150mmHg，予以深镇静策略氧合仍进行性加重，且出现血流动力学不稳定，经全院会诊后于 2019-07-03 行 V-V ECMO 支持治疗行肺休息通气策略，并联合俯卧位改善气体分布、加强痰液引流、加强负水平衡等综合策略，后患者炎症状态、氧合及循环功能逐渐稳定并改善，纵隔气肿逐渐吸收。

2019-07-07 患者病原学检测阴性，同时 ANA- 颗粒型 1:160，肌炎相关抗体 EJ 抗体 ++，抗 Ro-52 抗体 +，再次全院会诊后结合患者已有病因学结果，考虑患者为抗合成酶抗体综合征可能，于 2019-07-07 行环磷酰胺 0.8g 冲击治疗。2019-07-08、2019-07-11 分别血浆置换治疗，甲泼尼龙逐渐减量、静脉注射用丙种免疫球蛋白 20g/ 天调节免疫。评估后于 2019-07-10 ECMO 撤机，2019-07-12 拔除口插管予 High-flow 序贯治疗。患者炎症指标、呼吸及循环功能稳定。抗生素逐渐停用，考虑患者可能存在纤维化，予加用尼达尼布抗纤维化治疗。过程中复查胸部 CT 提示两肺渗出性病变较前继续逐渐吸收。2019-07-16 解除濒死转为危重管理。2019-07-30 病情好转改为鼻饲管吸氧，活动后血氧饱和度仍能维持在 97% 以上。2019-08-09 再次予以环磷酰胺 0.8g 冲击治疗及静脉注射用丙种免疫球蛋白 3 天调节免疫，同时泼尼松维持口服，患者无发热，咽痛缓解，不吸氧血氧饱和度可维持于 95%，无胸闷气促、咳嗽咳痰。2023-08-12 产后 41 天解除危重管理。

危重诊断：重症肺炎，呼吸衰竭 I 型。

【评审情况】

1. 组织评审机构 三级甲等综合医院。

2. 评审级别 院级。

3. 评审类别 A。

4. 评审意见 见表 2-19 和表 2-20。

表 2-19　医疗服务六环节					
入　院	诊　断	医疗 / 管理 / 监测	护理 / 监测 / 执行医嘱	出　院	转诊*
√	√	√	√	√	2

*.1 无；2 规范；3 不规范

表 2-20　医疗服务六个影响因素					
医务人员	医疗常规 / 治疗指南	设　备	药　物	组　织	管　理
√	√	√	√	√	√

5. 孕产妇风险预警管理情况　见表 2-21。

表 2-21　孕产妇风险预警管理			
管　理	孕　周	筛查结果或风险分类	风险因素
初筛	不详	外省市建卡不详	不详
动态评估	初诊（孕 12$^+$ 周）	黄色	BMI>25kg/m^2
	孕中期（孕 23 周）	红色	重症肺炎，呼吸衰竭

小结：孕产妇风险预警动态评估完整、规范

6. 高风险孕产妇专案管理情况　孕妇系外地来沪就医患者，在本市 2 家三级甲等综合医院就诊后纳入红色高风险预警管理，专人专册按期随访。

7. 危重孕产妇管理情况

(1) 危重报告情况

① 危重发生机构：三级甲等综合医院。

危重发生时间：2019-06-28 08:46。

危重发生地点：急诊抢救室。

② 危重发生后第一时间处理的医生资质和所属专业科室。

医生资质：主任医师。

所属专业科室：产科。

③ 危重上报时间。

医院短信上报区妇幼保健所：2019-06-28 09:00。

区妇幼保健所邮件上报市妇幼保健机构：2019-06-28 11:45。

濒死上报时间：2019-07-02。

(2) 危重转会诊情况

① 会诊情况：多次院内外多科会诊：院内心内科、院外呼吸内科、危重孕产妇会诊抢救中心重症医学会诊院内外会诊、全市大会诊（产科、呼吸科，感染科、微生物研究所，感染科、微生物研究所、呼吸科、产科、ICU、风湿免疫科）；会诊医生均为高级职称。

② 转诊情况：危重发生后有院内转诊，由呼吸科转入 RICU；无院外转诊。

③ 危重孕产妇多学科管理情况：对口危重孕产妇会诊抢救中心当天产科及呼吸科多学科会诊，并建议根据患者病情就地诊治。

【成功经验】

1. 临床救治要点　患者入呼吸科后产科安全办公室高度重视，组织呼吸科、风湿免疫科、重症医学科、感染科、产科等多科室全员大会诊，拟定治疗方案，因病情持续加重 2019-06-28 上报危重，区妇幼保健所也同时到场，积极联系上级危重孕产妇会诊抢救中心相关科室急诊会诊，并邀请外院微生物科、感染科全市大会诊，后转入 RICU 严密监护，再次全院大会诊后，2019-07-02 即行剖宫取胎术，术后转入重症医学科。经全院会诊 2019-07-03 即行 V-V ECMO 支持治疗行肺休息通气策略，并联合俯卧位改善气体分布、加强痰液引流、加强负水平衡等综合策略，后患者炎症状态、氧合及循环功能逐渐稳定并改善，纵隔气肿逐渐吸收。于 2019-07-10 ECMO 撤机、2019-07-12 拔除口插管予 High-flow 序贯治疗。患者炎症指标、呼吸及循环功能稳定，根据病因学检测最终明确病因对症治疗，辅以其他多学科康复治疗。情况稳定后，于产后 44 天出院。

2. 孕产期保健管理要点

(1) 首诊负责：首次接诊医院虽然是专科医院而非综合性救治医院，但是对于急诊 120 转运的外地来沪直接就医患有妊娠合并症的孕产妇，始终坚守母婴安全底线，对疑难病例高度重视，积极联系多方专家，同时及时向区妇幼保健所汇报情况，积极配合开展救治工作。

(2) 区妇幼保健所发挥积极协调作用：区妇幼保健所接到报告后及时会同区卫生健康委员会，发挥区内危重救治优势力量，做好协调工作，全力以赴救治孕产妇生命。对专科医院无法救治的妊娠合并症重症患者无法转运至对口危重孕产妇会诊抢救中心时，辖区内综合实力领先的医疗机构积极配合区妇幼保健所的协调工作，接收该名患者至重症监护室继续救治。

(3) 领导重视，专家支持：产科安全办公室负责人高度重视危重孕产妇救治工作，各科室群策群力，挽救患者生命。面对重症患者，全院各相关科室积极配合，通力合作，在产科安全办公室主任领导下建立专人专案微信群，每天在群内发布患者病情信息变化及随访情况，及时沟通，做好多学科诊治。根据病情变化多次全院乃至全市大会诊，充分发挥市级医院优势学科的力量开展患者救治，最终使患者转危为安。在后续随访中对口危重孕产妇会诊抢救中心产科主任也定时询问沟通患者病情进展及治疗方案。

(4) 把握先机，就地治疗：随着疾病病程的快速发展，该名危重孕产妇应转运至对口的危重孕产妇会诊抢救中心进一步救治。经过评估一方面该患者不宜搬动宜就地抢救，另一方面因对口危重孕产妇会诊抢救中心医疗资源配置问题无法为该名患者提供最佳治疗，经过探讨协商后救治医院始终将孕妇生命安全放在第一位，发挥强大综合实力，最终将患者从死亡线上拉回。

【需改进之处】

相对于专科医院而言，非妇产科专业的专项检测能力不足，对于一些妊娠合并症的患者首先无法及时明确判断此类专科疾病的病重程度是否符合危重上报标准；其次对于此类尚未纳入危重管理的孕产妇无法及时转运至对口的危重孕产妇会诊抢救中心，存在延误患者抢救治疗的风险。

【专家点评】

该孕妇诊断：G1P0，孕 24 周，重症肺炎，呼吸衰竭 I 型，符合危重上报标准。患者救治过程中医疗服务各个环节都配合良好；初步诊断及时明确，团队配合紧密。救治过程中及时多次与家属做好沟通，得到家属充分理解和支持。

该孕妇为来沪就医，在上海市危重孕产妇抢救体系的制度保障下，区妇幼保健所协调配合，医疗机构产科安全办公室和相关科室积极努力，在各个环节都配合良好，会诊流程规范及时，保障了该孕妇从濒死状态逐步恢复至各项生命体征和生活能力稳定的状态，也充分发挥了综合性医院多学科救治的优势。

需要改进的是如何做好宣教工作，提高孕产妇的保健意识，对于妊娠合并呼吸困难等内外科合并症，建议及时前往综合性医院就诊，提高救治效率。

妊娠合并免疫系统疾病

案例 19　妊娠合并自身免疫性溶血性贫血

妊娠合并自身免疫性溶血性贫血（autoimmune hemolytic anemia，AIHA）是由于体内免疫系统功能紊乱产生了自身抗体，与红细胞膜相结合，加速红细胞的破坏而发生的溶血性贫血。妊娠期患病，并发症更多，危害更重，必须加强这方面的有关知识普及，早期识别、早期处理。

【基本概况】

1. 基础信息　李某，24 岁，初中学历，外省户籍，0-0-1-0，2018 年孕 40 天胚胎停育后流产，既往体健，否认家族遗传病史。

2. 社会经济背景　本人及配偶职业、经济收入情况不详。

【本次妊娠情况】

末次月经 2019-11-10，预产期 2020-08-17。2019-12-23（停经 43 天）入院情况：自诉因 4 天前出现巩膜黄染、尿色黄，2 天前出现恶心、呕吐，自觉发热（未测体温），至三级乙等综合医院就诊，查尿妊娠试验阳性，B 超提示宫内孕囊大小 8mm×4mm×6mm，卵黄囊直径 3mm，血红蛋白 59g/L，凝血功能正常，肝功能 ALT 35U/L、AST 50U/L，非结合胆红素 283μmol/L，建议至市级公共卫生临床中心（危重中心）就诊。

【病史摘要】

2019-12-23 18:00 急诊入市级公共卫生临床中心（危重中心），入院体温 38.4℃，拟"黄疸、发热原因待查，重度贫血，G2P0，孕 6^{+1} 周"收入院。

体格检查：体温 38.4℃，脉搏 78 次 / 分，呼吸 20 次 / 分，血压 100/65mmHg，神清，贫血面容，精神萎，步入病区，双侧巩膜、全身皮肤黏膜重度黄染。

急诊化验报告（表 2-22）提示血红蛋白低，凝血酶原时间略延长，胆红素增高。

表 2-22　入院后化验：血常规、凝血功能、肝功能、肾功能、胆红素			
日期（月 / 日）	12/23	12/24	12/25
白细胞（10^9/L）	13.24 ↑	13.98 ↑	14.73
红细胞（10^{12}/L）	1.52 ↓	1.13 ↓	1.02 ↓
血红蛋白（g/L）	53 ↓	42 ↓	36 ↓
血小板（10^9/L）	34	276	277
凝血酶原时间（s）	14.8 ↑		16.10 ↑
纤维蛋白原（g/L）	3.13		2.43
凝血酶时间（s）	15.60		16.60
ALT（U/L）	32	25	
AST（U/L）	41 ↑	43 ↑	
血清胆红素（μmol/L）	277.40 ↑	390.60 ↑	
直接胆红素（μmol/L）	19.40 ↑	31.10 ↑	
白蛋白（g/L）	44.46	39.69 ↓	
尿素（μmol/L）	10.11 ↑		
尿酸（μmol/L）	339.60 ↓		
肌酐（μmol/L）	31.82 ↓		

值班主任、重肝科会诊，外请针对该病种综合救治实力更强的市级危重孕产妇会诊抢救中心（以下简称"危重中心 B"）会诊，告病危，家属谈话，加强患者监护，2019-12-23 21:15 值班主任医师会诊：考虑发热伴黄疸，原因待查，建议进一步检查，报危重，与家属交代病情，加强对症支持治疗，严密观察病情变化。

2019-12-24 07:38 启动危重抢救流程，07:45 重肝科考虑"溶血性贫血"，

08:15 报区妇幼保健所，09:55 请危重中心 B 血液科会诊，诊断为"重度贫血，黄疸待查，自身免疫性溶血性贫血可能"。建议以甲泼尼龙 40mg 静脉滴注、叶酸 5mg 口服、碳酸氢钠 125ml 静脉滴注，另输洗涤 O 型红细胞，11:52 危重中心 B 血液科副主任医师到场会诊，诊断同前。

入院当晚 22:09 体温升至 39.4℃，予物理降温，同时请危重中心 B 血液科会诊。留取血培养，给予消炎痛（吲哚美辛）栓半粒退热，补液支持治疗，头孢西丁钠抗感染治疗。观察生命体征。

2019-12-25 9:40 输红细胞悬液 1 单位，无不良反应，但体温再次升高，血红蛋白及红细胞比积均较前明显下降，病情在进展中。再次输注洗涤红细胞悬液 1 单位。并再急请危重中心 B 妇产科、血液科及本院心内科、消化内科会诊意见：病情危重，可能出现多器官功能衰竭，感染，感染性休克，呼吸、心搏骤停等，危及生命。高热及胸部 CT 检查可能影响胎儿，导致流产、胎儿畸形等。患者家属对上述情况充分理解，表示放弃本次妊娠。

13:35 再请危重中心 B 妇产科、血液科会诊。经区妇幼保健所协调，反复协商沟通后，考虑患者现诊断自身免疫性溶血性贫血，已排除传染性疾病，目前病情危重，且本院无血液科，故转危重中心 B 继续诊治。与患者及家属充分告知转院过程中可能出现危及生命的风险，安排 120 护送下，送至危重中心 B ICU。

17:05 到达危重中心 B ICU，全院会诊考虑诊断：Graves 病、甲状腺危象、妊娠合并自身免疫溶血性贫血，先后予以输血、速立菲（琥珀酸亚铁）等纠正贫血，甲泼尼龙、丙球调节自身免疫性溶血性贫血，氢化可的松、心得安（普萘洛尔）、碳酸锂及对症支持纠正甲状腺危象，并予以抑酸、护胃，维持水、电解质代谢平衡，营养支持治疗。请血液科、内分泌科、消化科、肾内科、妇科等会诊后，于 2020-01-02 行人工流产术终止妊娠。予利胆退黄，患者黄疸好转，血红蛋白上升后，2020-01-06 转入内分泌科进一步评估甲状腺功能，拟行同位素治疗。结合患者既往病史及甲状腺吸碘率等检查结果，患者 Graves 病诊断明确。患者 Graves 病伴有溶血性贫血，转入后经血液科会诊，激素改为口服泼尼松（50mg/d）抗炎、抑制免疫治疗，同时予以速立菲（琥珀酸亚铁）、叶酸、腺苷钴胺纠正贫血、补充造血原料，并予以罗盖全（骨化三醇）、钙尔奇 D（碳酸钙 D_3）纠正低钙血症，奥克（奥美拉唑）、达喜（铝碳酸镁）护胃。结合甲状腺吸碘率检查结果，请核医学科会诊：建议口服 7.0mCi ^{131}I 治疗。经积极治疗，病情好转，于 2020-01-06 解除危重，2020-01-08 予出院。

危重诊断：自身免疫性溶血性贫血、重度贫血、甲状腺危象。

【评审情况】

1. 组织评审机构 区妇幼保健所。

2. 评审级别 区级。

3. 评审类别 A。

4. 评审意见 见表 2-23 和表 2-24。

表 2-23 医疗服务六环节					
入　院	诊　断	医疗 / 管理 / 监测	护理 / 监测 / 执行医嘱	出　院	转诊*
√	√	√	√	√	2

*.1 无；2 规范；3 不规范

表 2-24 医疗服务六个影响因素					
医务人员	医疗常规 / 治疗指南	设　备	药　物	组　织	管　理
√	√	√	√	√	√

5. 孕产妇风险预警管理情况 见表 2-25。

表 2-25 孕产妇风险预警管理			
管　理	孕　周	筛查结果或风险分类	风险因素
初筛 / 动态评估	孕 6^{+1} 周（入院）	红色（危重）	自身免疫性溶血性贫血，甲状腺危象

小结：孕产妇风险预警动态评估完整、规范

6. 高风险孕产妇专案管理情况 该孕妇停经 43 天，自觉出现巩膜黄染、尿黄 4 天，2 天前出现恶心呕吐，有发热，前往三级乙等综合医院就诊，B 超、尿妊娠试验证实早孕，血红蛋白 59g/L，胆红素增高，后经多科会诊，转诊至市级公共卫生临床中心（危重中心），风险预警动态评估为红色（自身免疫性溶血性贫血，甲状腺危象）。进入危重抢救流程。

7. 危重孕产妇管理情况

(1) 危重报告情况

① 危重发生机构：市级公共卫生临床中心（危重中心）。

危重发生时间：2019-12-24 07:38。

危重发生地点：急诊。

② 危重发生后第一时间处理的医生资质和所属专业科室。

医生资质：副主任医师。

所属专业科室：妇产科及重肝科。

③ 危重上报时间。

医院短信上报区妇幼保健所：2019-12-24 08:50。

区妇幼保健所邮件上报市妇幼保健机构：2019-12-24 13:36。

(2) 危重转会诊情况

① 会诊情况：2019-12-24 7:45 到达市级公共卫生临床中心（危重中心）时，重肝科先考虑溶血性贫血，建议针对该病种综合救治实力更强的市级危重孕产妇会诊抢救中心血液科会诊。

② 转诊情况：2019-12-25 在区妇幼保健所协调沟通后转入危重中心 B 血液科 ICU 继续诊治。

③ 危重孕产妇多学科管理情况：危重孕产妇会诊抢救中心会诊响应速度快，中心内部有针对危重孕产妇的多学科团队管理。

【成功经验】

1. 临床救治要点

(1) 孕妇在停经 40 多天时因发现巩膜黄染、尿色黄、恶心呕吐、发热，去市级综合医院妇产科检查，得知早孕 6^{+1} 周，并证实重度贫血，血红蛋白 59g/L，胆红素升高。此后，在市级公共卫生临床中心（危重中心）请多学科会诊，并请针对该病种综合救治实力更强的市级危重孕产妇会诊抢救中心血液科会诊，明确诊断为 AIHA，应用激素、输洗涤血，转入危重中心 B 血液科进一步治疗，安全终止妊娠，逐步抢救成功。

(2) 疾病诊断正确，用药合理、及时，观察仔细。

2. 孕产期保健管理要点　启动各级领导，积极协调、管理到位，转至危重中心 B ICU，为患者创造更好的救治条件。

【需改进之处】

在转入危重中心 B 时又补充了甲状腺危象、Graves 病的诊断，应在病史中支持该诊断的依据。

【专家点评】

自身免疫性溶血性贫血（autoimmue hemolytic anemia，AIHA）是一类免疫介导的获得性溶血性贫血。由于患者免疫功能的紊乱，产生针对自身红细胞的抗体，与红细胞膜结合，使红细胞破坏，发生溶血，且骨髓造血功能不足以代偿，最终造成贫血。

妊娠时孕妇的内环境包括机体的免疫状态发生了较大的变化，促使自身抗体的产生，而导致 AIHA。

由于某些实验室条件的限制，AIHA 的发病率低，案例报道不多，目前尚缺乏妊娠合并自身免疫性溶血性贫血的诊断规范和指南。

本例患者临床表现是以巩膜黄、尿黄、发热、恶心、呕吐，在市级综合医院就诊。经过 B 超检查，证实为早孕 6^{+1} 周。血红蛋白 59g/L，转氨酶升高（ALT 35U/L、AST 50U/L），胆红素升高（非结合胆红素 283μmol/L）。拟诊黄疸，发热原因待查，重度贫血转至市级公共卫生临床中心（危重中心）就诊，经过多学科会诊，排除了传染性肝炎，考虑为 AIHA，再请针对该病种综合救治实力更强的市级危重孕产妇会诊抢救中心血液科、妇产科会诊，考虑为 AIHA，并转至危重中心 B ICU 继续治疗。

诊断明确后主要的治疗方案：经过激素、丙种球蛋白、输注洗涤红细胞悬液、补液、碱化、利胆等措施，每日监测血常规、网织红细胞、CRP、生化等指标。考虑该案例是孕早期发生，疾病严重，可能出现多器官功能衰竭、感染、感染性休克、呼吸心搏骤停，危及生命，故决定终止妊娠，人工流产手术顺利。

抗人球蛋白试验（Coombs test）可分为两种：一种为直接抗人球蛋白试验，患者红细胞表面上包被有不完全抗体；另一种为间接抗人球蛋白试验，患者血清中有不完全抗体。

本例的贫血发生是合并了黄疸发热，不是简单的缺铁性贫血，或缺营养、叶酸、维生素 B$_{12}$ 的巨幼细胞性贫血，而是要从自身免疫性溶血性贫血这方面开展鉴别诊断。要做到早期诊断、早期处理。尤其我们产科医生不要遗漏做抗人球蛋白试验，这是检测 AIHA 最重要和具有诊断意义的经典方法，抗人球蛋白试验（＋）有诊断价值。

本案例中，以自身免疫性溶血性贫血作为危重上报，转入危重孕产妇会诊抢救中心后全院会诊后增加"Graves 病、甲状腺危象"诊断。

案例 20　妊娠合并系统性红斑狼疮活动期伴多器官功能障碍

妊娠合并系统性红斑狼疮少见但不罕见，一旦发生，产科医生需联合风湿免疫科等专科医生共同管理，每一次治疗方案的调整都是如履薄冰。

【基本概况】

1. 基础信息　王某，已婚，26 岁，高中学历，外省户籍，0-1-0-1，2018 年 3 月孕 34 周分娩。无特殊家族史，无特殊既往史。

2. 社会经济背景　本人及配偶均为商业服务员，家庭月收入 9000 元。

【本次妊娠情况】

末次月经 2019-12-04，预产期 2020-09-11。孕期在三级甲等综合医院（市级危重孕产妇会诊抢救中心）定期产前检查，孕早期血压正常，孕 17 周发现血压临界升高，140/79mmHg，伴下肢轻度水肿，尿常规提示尿隐血，诊断肾功能受损可能。孕 18 周血压 150/69mmHg，行 24h 动态血压提示血压平均值 117/77mmHg。孕 21 周开始出现眼睑水肿，无头晕头痛及视物模糊等症状。

【病史摘要】

因"停经 22 周，下肢水肿进行性加重 5 周"2020-05-08 入院。尿蛋白定量 2.7g/24h，自诉当日尿量约 800ml，拟诊"重度子痫前期可能"。孕期患者无头晕无眼花，无皮肤瘙痒，有下肢水肿表现，近 3～5 天小便量少，大便正常。

体格检查：体温 38.1℃，脉搏 110 次 / 分，呼吸 20 次 / 分，血压 152/92mmHg。

神清，回答切题，查体合作，全身皮肤黏膜未见异常，无肝掌，全身浅表淋巴结无肿大。未见皮下出血点，未见皮疹。头颅无畸形，眼睑异常，水肿，睑结膜未见异常，巩膜无黄染。双侧瞳孔等大等圆，对光反射灵敏，口唇无发绀。腹膨隆，腹壁软，全腹无压痛、肌紧张及反跳痛，肝脾肋下未触及，肝区、肾区无叩击痛。双下肢水肿 ++。肌力正常，肌张力正常，生理反射正常，病理反射未引出。产科检查：LOA，胎心 140 次 / 分，有胎动，腹围 86cm，宫高 23cm。

入院后动态监测血常规、生化、补体、红细胞压积等指标，监测血压及全身脏器功能，考虑患者为系统性红斑狼疮活动期，遂予以告病重，Ⅰ 级护理，启动危重孕产妇抢救，组织全院大会诊。依据会诊意见，予以少盐少油，限水，优质蛋白饮食，激素 + 免疫抑制药 + 羟氯喹治疗，低分子肝素抗凝，拉贝洛尔 + 拜新同（硝苯地平）控制血压，利尿药利尿，间断性补充白蛋白 + 速尿（呋塞米）减轻水肿，对症支持治疗。入院后 18 天（孕 25 周），因病情加重（化验指标值持续上升），告知患者继续妊娠相关风险，患者及家属要求终止妊娠后，于当日行利凡诺（乳酸依沙吖啶）羊膜腔内注射，次日分娩一女死胎，体重 680g，外观无畸形，术后子宫收缩可，恶露少，予对症支持治疗，病情好转，请相关科室会诊调整药物用量。患者产后一般情况可，血压控制可，仍持续性蛋白尿，无头晕头痛，呼吸困难等不适主诉，体温正常，全身水肿较前明显缓解，产后 3 天转入肾内科继续治疗。

危重诊断：SLE 活动期伴多器官功能障碍。

【评审情况】

1. 组织评审机构　三级甲等综合医院（市级危重孕产妇会诊抢救中心）。

2. 评审级别　院级。

3. 评审类别　B。

4. 评审意见　见表 2-26 和表 2-27。

表 2-26　医疗服务六环节					
入　院	诊　断	医疗 / 管理 / 监测	护理 / 监测 / 执行医嘱	出　院	转诊*
√	√	√	√	√	1

*.1 无；2 规范；3 不规范

表 2-27 医疗服务六个影响因素

医务人员	医疗常规/治疗指南	设　备	药　物	组　织	管　理
√	√	√	√	√	不足

5. 孕产妇风险预警管理情况　见表 2-28。

表 2-28 孕产妇风险预警管理

管　理	孕　周	筛查结果或风险分类	风险因素
初筛	10^{+5} 周	阳性	辅助生殖儿，异位妊娠史
	初诊（孕 12 周）	绿色	正常
动态评估	孕 22 周（入院）	红色	重度子痫前期可能、SLE
	孕 22^{+5} 周	红色（危重）	SLE 活动期伴多器官功能障碍

小结：孕产妇风险预警动态评估欠规范

6. 高风险孕产妇专案管理情况　该孕妇孕 10^{+5} 周时社区早孕建册初筛阳性（辅助生殖儿，异位妊娠史），孕 12 周在三级甲等综合医院（市级危重孕产妇会诊抢救中心）初诊建卡，风险动态评估为绿色，孕 17、18 周产前检查时发现血压临界升高，伴下肢轻度水肿，尿常规提示尿隐血，诊断肾功能受损可能。孕 21 周开始出现眼睑水肿，均未做风险动态评估。但进行了严密监护，动态监测血压及肾功能情况，社区按规范每月随访一次（孕 14^{+1} 周、孕 18^{+4} 周、孕 22^{+2} 周）。孕 22 周考虑 SLE 活动期伴多器官功能障碍，入院评估为红色。入院后第五天诊断为 SLE 活动期伴多器官功能障碍启动危重孕产妇抢救机制，全院大会诊，上报区妇幼保健所。红色预警后妇幼所每周随访一次至产后 42 天（共 8 次）。

7. 危重孕产妇管理情况

(1) 危重报告情况

① 危重发生机构：三级甲等综合医院（市级危重孕产妇会诊抢救中心）。

危重发生时间：2020-05-13 14:00。

危重发生地点：产科病房。

② 危重发生后第一时间处理的医生资质和所属专业科室。

医生资质：主任医师。

所属专业科室：产科。

③ 危重上报时间。

医院短信上报区妇幼保健所：2020-05-13 14:20。

区妇幼保健所邮件上报市妇幼保健机构：2020-05-13 15:50。

(2) 危重转会诊情况

① 会诊情况：危重发生后有院内外会诊，院内进行了血液科、呼吸科、眼科、风湿免疫科、肾内科、ICU 等科室的全院大会诊和院外风湿免疫科会诊，依据会诊意见，予以饮食建议和治疗方案。会诊医生均为高级职称。

② 转诊情况：该孕产妇由市级危重孕产妇会诊抢救中心全程管理，多科室会诊，未转院及转诊其他科室。

③ 危重孕产妇多学科管理情况：10min 内，中心内部有针对危重孕产妇的多学科团队管理，已建立完善 MDT 团队及专家库。

【成功经验】

1. 临床救治要点 积极寻找患者病因，组织全院大会诊，确诊患者 SLE 诊断，诊断及时、治疗正确。确诊后相关科室全院大会诊，确定诊疗方案。依据会诊意见，予以少盐少油、限水，优质蛋白饮食，激素 + 免疫抑制药 + 羟氯喹治疗，低分子肝素抗凝，拉贝洛尔 + 拜新同(硝苯地平)控制血压，利尿药利尿，间断性补充白蛋白 + 呋塞米减轻水肿，对症支持治疗。住院治疗期间，定期与患者及家属交代病情，告知妊娠风险，做好沟通工作。患者终止妊娠后，积极控制 SLE 病情、落实转诊，进行产后疾病防治宣教，告知患者积极治疗、控制原发病，在风湿免疫科及产科联合评估后再次妊娠，以降低妊娠风险。

2. 孕产期保健管理要点 注意加强产前检查，及时排除免疫相关疾病，早发现、早干预、早治疗。加强患者产后宣教，产后积极治疗原发病，在原发病控制后可考虑妊娠，其间做好避孕宣教工作。

【需改进之处】

孕 10^{+6} 周社区早孕建册时风险初筛为阳性，孕 12 周在三级甲等综合性医院

（市级危重孕产妇会诊抢救中心）初诊建卡，风险预警动态评估为绿色，孕17、18周产前检查时发现血压临界升高，伴下肢轻度水肿，尿常规提示尿隐血，诊断肾功能受损可能。妊娠风险评估不准确且未及时进行风险预警动态评估。

【专家点评】

系统性红斑狼疮（systemic lupus erythematosus，SLE）主要累及育龄期女性。SLE本身不影响患者的生育能力，但是与健康女性相比，SLE女性妊娠具有更高的母胎风险。妊娠前SLE静止期至少为6个月时，母亲和胎儿的预后最佳。妊娠期SLE加重会增加鉴别妊娠相关生理改变与疾病相关表现的难度。因此，为了获得最佳的母胎结局，需要采取多学科团队合作模式，需要内科、产科和新生儿科的密切监测。

该患者在早期产前检查时没有发现临床表现及实验室检查方面的异常，在孕17周产前检查时发现血压升高及水肿，尽管进行了动态血压监测为正常，但应进一步探寻水肿的原因。到孕22周，下肢水肿进行性加重入院。入院时尿蛋白定量2.7g/24h，这时进行了免疫相关问题的检查，临床上诊断为SLE并请多学科进行评估和诊治。以上过程稍显偏晚。如果在孕17周时考虑到血压升高、水肿明显时能及早进行免疫相关检查可能会更早发现SLE并采取恰当措施，或能一定程度上改善预后。

当然若是在孕前就有诊断SLE女性患者则必须接受孕前评估，其目的包括：确定妊娠有无难以接受的高风险，启动干预以优化疾病控制，以及调整用药以尽量降低对胎儿的伤害。则能最大限度地改善妊娠预后不良的发生。同时应告知那些正在使用药物治疗的患者，停用控制疾病活动度的药物会增加狼疮加重和出现妊娠并发症的风险。

本例尽管诊断稍有延迟，但整体来说处理还是及时的，特别是在血压升高水肿加重时给患者进行24h尿蛋白测定，并及时收入院进行评估也为早期诊断SLE提供了可能。之后病情仍急剧恶化，及时多学科会诊，考虑到病情的严重性还是终止妊娠最为安全。最后患者安全出院到内科进一步治疗，保障了患者生命安全。

本例评审中病史采集信息完整，评审中也指出医疗机构的不足之处是产前检查未能及时发现免疫系统疾病，因而未做到早发现、早干预、早治疗。这一结论也是中肯的。为临床医生指明在以后的工作中碰到孕中期（孕17周）血压升高、水肿明显，应多考虑一些合并症的问题，尤其是本例中的SLE问题。

发生危重后，患者及家属、医疗机构及保健相关的管理均规范、正确、及时。

妊娠合并血液系统疾病

案例 21　妊娠合并急性早幼粒细胞白血病

孕期白血病常有发生，临床上若发现不明原因的皮肤黏膜瘀点瘀斑、血小板减少或发热等应警惕白血病的可能。

【基本概况】

1. 基础信息　王某，已婚，25 岁，大专学历，外省户籍，0-0-0-0。否认有特殊家族史，既往有急性早幼粒细胞白血病，具体治疗不详。

2. 社会经济背景　本人为办事人员，配偶职业不详，家庭月收入 5000 元。

【本次妊娠情况】

末次月经 2019-05-19，预产期 2020-02-23。孕期产前检查共 3 次，孕早期查血小板正常，诉末次产前检查在外省某医院检查血常规示血小板减少，故来沪就医。

【病史摘要】

因"孕 15^{+6} 周，牙龈、鼻出血半个月，皮肤瘀斑瘀点伴头痛"收入院。患者半个月前无明显诱因出现鼻腔出血两次，刷牙时伴牙龈出血，无明显头晕乏力及其他不适。2019-09-06（孕 15^{+5} 周）出现右上肢皮肤散在瘀斑，伴阵发性头痛，至外省医院血常规示血小板减少（具体报告未见），于 2019-09-07（孕 15^{+6} 周）至上海三级甲等综合医院（市级危重孕产妇会诊抢救中心）急诊，复查血常规示白细胞 9.31×10^9/L，中性粒细胞 50.4%，淋巴细胞 23.4%，血红蛋白 125g/L，血小板 13×10^9/L；凝血功能示 PT 13.7s，APTT 24.1s，Fg 0.7g/L，FDP 58mg/L，D-二聚体 20.14mg/L，入院后骨髓穿刺结果涂片提示：AML-M_3 之骨髓象，诊断为妊娠合并急性早幼粒细胞白血病。

体格检查：体温 37.6℃，脉搏 115 次 / 分，呼吸 25 次 / 分，血压 123/76mmHg。未及宫缩，无阴道出血，无腹痛，胎心 176 次 / 分。

入院后及上报危重纳入管理。产科安全办公室组织多次全院大会诊（血液科、产科、输血科、呼吸科、感染科、重症医学、心内科、神经内科、神外、眼科），考虑为急性早幼粒细胞白血病高危型且病情危重，血液科治疗白血病为主，注意心肺功能、血常规、DIC、BNP等和严密监测胎心宫缩情况，待血液科原发疾病控制后再引产，同时严密监测予以支持输血、输血小板等情况，利尿抗心力衰竭等情况，继续抗生素保护。根据骨髓穿刺结果，予积极诱导分化并化疗，2019-10-01解除危重。2019-10-11利凡诺（乳酸依沙吖啶）引产，病情稳定后出院。

危重诊断：妊娠合并急性早幼粒细胞白血病。

【评审情况】

1. 组织评审机构　三级甲等综合医院（市级危重孕产妇会诊抢救中心）。

2. 评审级别　院级。

3. 评审类别　A。

4. 评审意见　见表 2-29 和表 2-30。

表 2-29　医疗服务六环节

入　院	诊　断	医疗 / 管理 / 监测	护理 / 监测 / 执行医嘱	出　院	转诊*
√	√	√	√	√	1

*. 1 无；2 规范；3 不规范

表 2-30　医疗服务六个影响因素

医务人员	医疗常规 / 治疗指南	设　备	药　物	组　织	管　理
√	√	√	√	√	√

5. 孕产妇风险预警管理情况　见表 2-31。

表 2-31　孕产妇风险预警管理

管　理	孕　周	筛查结果或风险分类	风险因素
初筛	建册（外省）	不详	不详
动态评估	初诊（外省）	不详	不详
	孕 15^{+6} 周（入院）	红色	妊娠合并急性早幼粒细胞白血病

小结：该孕妇孕 15^{+6} 周时从外省来沪就医，及时进行风险预警动态评估

6. 高风险孕产妇专案管理情况　该患者孕 15^{+6} 周入院前均在外省进行产前检查，因右上肢皮肤散在瘀斑，伴阵发性头痛，至当地医院血常规示血小板减少后直接来上海三级甲等综合医院（市级危重孕产妇会诊抢救中心）就诊，当时风险预警动态评估为红色，且评估为不宜继续妊娠。一方面积极治疗，另一方面区妇幼保健所及医院产科安全办公室、产科医生共同与患者及家属沟通病情，最终患者终止妊娠后离沪。

7. 危重孕产妇管理情况

(1) 危重报告情况

① 危重发生机构：三级甲等综合医院（市级危重孕产妇会诊抢救中心）。

危重发生时间：2019-09-07 11:20。

危重发生地点：急诊。

② 危重发生后第一时间处理的医生资质和所属专业科室。

医生资质：主任医师。

所属专业科室：产科。

(2) 危重上报时间

医院短信上报区妇幼保健所：2019-09-07 11:42。

区妇幼保健所邮件上报市妇幼保健机构：2019-09-07 13:20。

(3) 危重转会诊情况

① 会诊情况：危重发生后有院内院外会诊（血液科、产科、输血科、呼吸科、感染科、重症医学、心内科、神经内科、神外、眼科），会诊医生均为高级职称。

② 转诊情况：院内转科室，妇产科转至血液科。无院外转诊。

③ 危重孕产妇多学科管理情况：危重中心快速积极响应会诊，中心内部有针对危重孕产妇的多学科团队管理，积极配合治疗，并开展多学科会诊。

【成功经验】

1. 临床救治要点　患者入院后，血液科迅速介入，通过骨髓穿刺明确诊断，同时采取对症治疗，避免病情发展和严重并发症。产科安全办公室组织大会诊和对口危重中心会诊，考虑为不宜妊娠后在血液科治疗见效、血象恢复正常后，转至产科终止妊娠。综合救治过程，医院医务处、产科安全办公室、产科、血液科、输血科等科室密切配合，是保障抢救成功的关键。

2. 孕产期保健管理要点　助产医疗机构及时进行风险预警动态评估，规范上报，因患者属于不宜继续妊娠对象，区妇幼保健所积极做好患者病情沟通工作，通过健康教育提高患者自我防护意识，病情改善后及时终止妊娠。

【专家点评】

本病属血液系统的恶性疾病。其特点是骨髓及其他造血组织中有大量白血病细胞无限制地增生，并进入外周血液，而正常血细胞的制造被明显抑制，该病居年轻人恶性疾病中的首位，病因至今仍不完全清楚，病毒可能是主要的致病因子，但还有许多因素如放射、化学毒物（苯等）或药物、遗传素质等可能是致病的辅助因子。根据白血病细胞不成熟的程度和白血病的自然病程，分为急性和慢性两大类。急性早幼粒细胞白血病的临床表现包括，正常骨髓造血功能衰竭相关的表现如贫血、出血感染；白血病细胞的浸润有关的表现如肝脾和淋巴结肿大骨痛等；此外，除了这些白血病具有的一般白血病表现，外出血倾向是其主要的临床特点，有 10%~20% 的患者死于早期出血，弥漫性血管内凝血（disseminated intrarascular coagulation，DIC）的发生率高，大约 60% 的患者发生 DIC。若不及时正确治疗可因感染、DIC 或全身出血而致死亡。

急性早幼粒细胞白血病（acute promyelocytic leukemia，APL）又称 AML-M_3 型。其典型特征有：①骨髓形态为胞质含粗大颗粒和 Auer 小体（也有微颗粒变异型）的异常早幼粒细胞增生；②临床常有严重出血且易合并 DIC 和纤维蛋白溶解；③90% 的患者显示特异性染色体异位 t（15，17）；④化疗敏感（化疗耐药发生率<5%），缓解生存期长但早期死亡率高。

鉴别诊断：主要与其他类型的白血病鉴别。其鉴别要点根据细胞形态学、细胞免疫学检查细胞遗传学检查，一般不难鉴别。

患者在外省产前检查发现异常怀疑 AML-M_3，进入上海市孕产妇保健系统后第一时间多学科会诊，制订周密治疗方案，先稳定病情，之后再进行针对性治疗 AML-M_3，待病情进一步稳定后，于孕中期引产，取得良好效果，显示了优势学科协作对于妊娠合并严重内、外科合并症的处理的重要性。

从评审质量来说本病诊疗过程较为清楚，从起始发病到治疗出院过程了解清晰，因而评审质量良好。

案例 22 妊娠合并再生障碍性贫血

再生障碍性贫血（再障）是骨髓衰竭性疾病，表现为贫血、感染及不同程度的皮肤、黏膜、内脏出血，严重者可发生颅内出血，甚至造成死亡。

【基本概况】

1. 基础信息 谢某，26 岁，初中学历，外省户籍，2-0-0-2，2012 年剖宫产，2017 年顺产，本人于 2014 年在外省医院诊断再障，长期口服"升血片"治疗，否认家族史。

2. 社会经济背景 本人和配偶职业均不详，家庭月收入每月 4000 元。

【本次妊娠情况】

末次月经自诉不清，预产期根据 B 超推算 2019-03-31，末次月经 2018-06-24，2014 年外省医院检查发现患有再障，长期口服"升血片"治疗。停经 2 月余自测尿 hCG 确认妊娠后自行停药。孕 17 周起外省医院不规律产前检查，近 2 月尿蛋白多次阳性，血压正常，无水肿。1 月前双下肢出现凹陷性水肿，逐渐加重蔓延至全身。近半月出现咳嗽、牙龈出血、心悸、胸闷、腹部散在出血点等。2019-02-03（孕 32 周）在外地某三级甲等综合医院检查红细胞 1.56×10^{12}/L，血红蛋白 51g/L，血小板 2×10^9/L，尿蛋白（+++）。产科 B 超示双顶径 81mm，羊水深度 53mm，胎盘成熟度 Ⅱ 级。给予舒普深（头孢哌酮钠＋舒巴坦钠）抗感染、硫酸镁保胎、地塞米松促胎肺成熟，并输入血白蛋白 100ml、去白红细胞悬液 2 单位，单采血小板 10 单位，复查红细胞 1.79×10^{12}/L，血红蛋白 61g/L，血小板 15×10^9/L，后未再出现阴道流血。为求进一步诊治，来沪三级甲等综合性医院就诊。

【病史摘要】

2019-02-05 孕 32^{+1} 周 22:45 至上海三级甲等综合医院急诊，拟"妊娠合并再生障碍性贫血，先兆早产，肾病综合征，上呼吸道感染，低蛋白血症"

收入院。

体格检查：体温 36.8℃，血压 150/62mmHg，心率 80 次 / 分，呼吸 20 次 / 分。宫高 36cm，腹围 108cm，骨盆外测量正常，胎心率 143 次 / 分，偶及不规则宫缩，胎膜未破，宫口未开，先露头 S-2。

2019-02-05 血常规：白细胞计数 1.69×10^9/L，中性粒细胞 22.1%，血红蛋白 54g/L，血小板计数 2×10^9/L，总蛋白 48g/L，白蛋白 19g/L，尿蛋白 +++。

入院后，根据化验及体检结果，予以硫酸镁解痉，硝苯地平抑制宫缩，地塞米松促胎肺成熟，申请成分输血，上报产科安全办公室及区妇幼保健所，组织相关多学科会诊及相关特殊检查。征得家属同意，于 2019-02-06（孕 32^{+2} 周）急诊行子宫下段剖宫产术。术中于 16:30 分娩一活女婴（Apgar 评分 9-9 分，因早产转儿科治疗），出生体重 2100g，身长 46cm。术后产妇转入重症医学科病区监护治疗，转入后呼吸机辅助呼吸，镇痛镇静，复查血常规，输血及血小板，舒普深（头孢哌酮钠 + 舒巴坦钠）预防感染，纠正低蛋白血症等综合治疗。

2019-02-11（术后第 5 天）顺利脱机拔管，术后第 6 天患者病情好转，生命体征平稳，转回普通病房。术后第 11 天，患者病情恢复良好，肠道功能已恢复，准予出院。

危重诊断：妊娠合并再生障碍性贫血，重度子痫前期。

【评审情况】

1. 组织评审机构　三级甲等综合医院。

2. 评审级别　院级。

3. 评审类别　A。

4. 评审意见　见表 2-32 和表 2-33。

表 2-32　医疗服务六环节

入　院	诊　断	医疗 / 管理 / 监测	护理 / 监测 / 执行医嘱	出　院	转诊*
√	√	√	√	√	1

*.1 无；2 规范；3 不规范

表 2-33　医疗服务六个影响因素

医务人员	医疗常规 / 治疗指南	设　备	药　物	组　织	管　理
√	√	√	√	√	√

5. 孕产妇风险预警管理情况　见表 2-34。

表 2-34　孕产妇风险预警管理

管　理	孕　周	筛查结果或风险分类	风险因素
初筛	外省建册	不详	不详
动态评估	初诊 17 周至孕 32^{+1} 周外省产前检查	不详	不详
	入院（孕 32^{+2} 周）	红色	再生障碍性贫血（血小板低于 $20×10^9$/L）重度子痫前期

小结：该孕妇自怀孕至孕 32^{+1} 周均在外省产前检查，其间初筛及评估具体不详，孕 32^{+2} 周来沪就医，风险预警动态评估规范

6. 高风险孕产妇专案管理情况　该孕妇在孕 32^{+1} 周前均在外省初诊及不规律产前检查，风险初筛和动态评估情况不详。2019-02-03 出现牙龈出血、腹部皮下出血等不适，于 2019-02-05（孕 32^{+2} 周）自行来沪三级甲等综合医院求治，风险预警动态评估为红色（再生障碍性贫血、血小板低于 $20×10^9$/L、重度子痫前期），同时启动危重孕产妇救治流程，进行规范治疗和保健管理。

7. 危重孕产妇管理情况

(1) 危重报告情况

① 危重发生机构：三级甲等综合医院。

危重发生时间：2019-02-06 00:35。

危重发生地点：急诊。

② 危重发生后第一时间处理的医生资质和所属专业科室。

医生资质：主任医师。

所属专业科室：产科。

③ 危重上报时间。

医院短信上报区妇幼保健所：2019-02-06 02:30。

区妇幼保健所邮件上报市妇幼保健机构：2019-02-06 02:50。

(2) 危重转会诊情况

① 会诊情况：到达三级甲等综合医院急诊科，即请院内血液科、呼吸科主任医师会诊，建议输注成分血，待血小板稳定在 $\geqslant 50 \times 10^9/L$ 终止妊娠；如有条件，可予以丙种免疫球蛋白（IVIG）400mg/kg 连续 5 天冲击治疗。次日请院内麻醉科、重症医学科主任医师会诊，详细制订术中麻醉方案和术后监护措施。

② 转诊情况：院内转科室（妇产科转至 ICU），无院外转诊。

③ 危重孕产妇多学科团队管理情况：危重孕产妇会诊抢救中心会诊响应速度快，中心内部有针对危重孕产妇的多学科团队管理。

【成功经验】

1. 临床救治要点　入院后完善相关辅助检查，积极给予输血及血小板治疗，同时给予抗感染、硫酸镁解痉、硝苯地平抑制宫缩、地西泮镇静等对症治疗。

产科安全办公室反应迅速，及时组织院内呼吸科、血液科、麻醉科、重症病区等多学科会诊，协助治疗。做好充分的术前准备，术后转入重症医学科监护治疗，术后 5 天顺利脱机拔管，术后 10 天病情恢复良好后安全出院。充分发挥了三级综合医院的综合救治能力。

2. 孕产期保健管理要点　外省来沪就诊，进入医院急诊已孕 32^{+2} 周，接诊后即进行孕产妇风险预警动态评估，为红色预警且达到危重孕产妇上报范畴，高度重视，及时启动危重孕产妇救治流程，建立专案由专人管理，每日上报病情，区妇幼保健所密切配合，确保抢救成功。

【专家点评】

该产妇在本次妊娠前 5 年已患有再生障碍性贫血，长期服药，本次妊娠 2 月后擅自停药，未经产前咨询及早中孕期的病情评估，病情逐渐严重，血液白细胞、红细胞及血小板严重下降，并伴有牙龈、腹部皮肤散在性出血、呼吸道感染、尿蛋白阳性等，已符合不宜继续妊娠的标准。

孕 32 周自行来沪诊治，入院后完善相关辅助检查，迅速上报产科安全办公室及区妇幼保健所，组织全院相关科室会诊，输血、血小板、抗感染等积极治疗，做好充分术前准备。在入院次日急诊行子宫下段剖宫产术，新生儿出生体重 2100g，手术顺利，术后转入重症医学科监护治疗，直至康复出院。

整个医疗过程体现了危重孕产妇的多学科救治，是在临床专业水平救治和保健严密管理结合下完成。同时提出，孕前加强对病情的摸排，提高育龄女性自我保健意识，不宜妊娠的女性应避免妊娠，早发现早终止。

妊娠合并消化系统疾病

案例 23　妊娠合并肝衰竭

妊娠期发生肝功能衰竭极其凶险，不但会引起严重的产科并发症还会引起母体全身情况的急剧恶化，如脑功能障碍、凝血功能障碍等。

【基本概况】

1. 基础信息　王某，已婚，30 岁，初中学历，外省户籍，1-0-0-1。患者体检发现乙肝 5 年，肝功能正常，病毒量不详。2017 年妊娠时查 HBV-M：HBsAg+、HBsAb-、HBeAg+、HbeAb-、HbcAb+，孕期口服替诺福韦抗病毒治疗，产后自行停药，后未监测。

2. 社会经济背景　本人及配偶为普通职工，经济收入一般。

【本次妊娠情况】

末次月经 2020-01-26，预产期 2020-11-03。孕 12^{+1} 周社区早孕建册，风险初筛阳性。孕 16^{+4} 周于区妇幼保健院初诊建卡，乙肝免疫指标：HBsAg+、HBsAb-、HBeAg-、HbeAb+、HbcAb+，肝功能及病毒量均未查，风险预警动态评估为黄色（乙肝小三阳），共产前检查 3 次。

【病史摘要】

因 "孕 24^{+6} 周，出现皮肤巩膜黄染加深加重，伴腹泻 3 次" 于 2020-07-19 就诊于某三级甲等综合医院。否认不洁饮食史，无腹痛、阴道出血。建议三甲传染病专科医院就诊，于当晚急诊，急查肝功能：ALT 638U/L，AST 2229U/L，TBIL 191.6μmol/L，DBIL 127.5μmol/L，TBA 203.4μmol/L；凝血功能：PT 23s，APTT 43.4s，D- 二聚体 2.59μg/ml。立即请产科会诊，讨论后考虑慢加急性肝衰竭，启动危重孕产妇抢救绿色通道，立即收入院。

体格检查：体温 37.3℃，脉搏 106 次 / 分，呼吸 19 次 / 分，血压 125/75mmHg，

神清，精神可，定向力正常，计算力正常，步入病区，自主体位，查体合作。全身皮肤黏膜重度黄染，双侧巩膜重度黄染，双下肢轻度水肿，余体检阴性。妇科检查：宫高 22cm，腹围 87cm，FHR 152 次 / 分。未及宫缩。

相关辅助检查结果见图 2-2 和表 2-35。

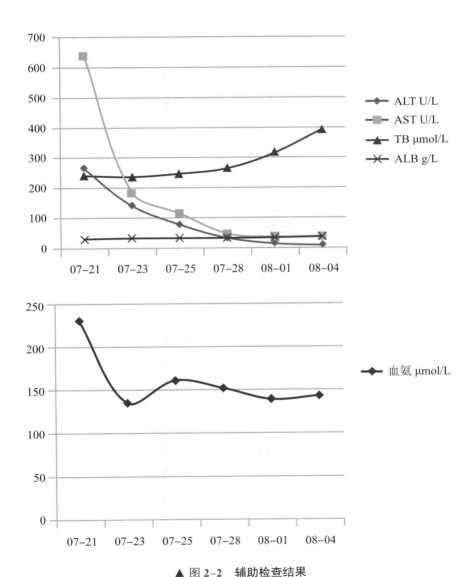

▲ 图 2-2　辅助检查结果

ALT. 丙氨酸转氨酶；AST. 天冬氨酸转氨酶；TB. 总胆红素；ALB. 白蛋白

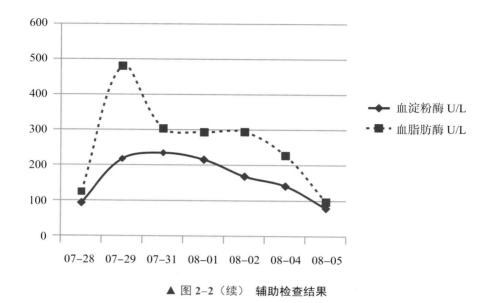

▲ 图 2-2（续） 辅助检查结果

入院后完善检查，重症肝科、感染科会诊，拟订治疗方案。抗病毒治疗，监测 HBV-DNA；加强对症支持治疗，预防低血糖，在补充能量基础上纠正低蛋白血症；维持内环境稳定；保护心脑肾等器官；阻止肝细胞进一步坏死，应用抑制炎症反应药物；严密观察病情变化，预防进展中免疫衰竭。

2020-07-21（孕 25^{+1} 周）患者凝血功能较前加重，转氨酶有所下降，胆红素上升，再次重症肝科、重症监护及重症肝病科联合会诊，建议：加强补液，注意保持出入量平衡、血糖情况；保持肠道菌群平衡；因目前属于炎症后期，提示胆酶分离，黄疸快速上升，凝血功能恶化，考虑加用地塞米松 5mg 抑制炎症，阻止肝细胞坏死；加强营养支持治疗，血浆，白蛋白支持治疗；必要时肝移植科会诊。

住院期间多次对口危重中心妇产科和 ICU 以及三级甲等综合医院肝移植科、感染科、重症医学科会诊和线上大会诊。2020-08-06（孕 27^{+4} 周）11:00 规律宫缩，20:46 时娩出一死男婴，重 275g。经积极促进肝脏修复、再生，预防感染，对症支持治疗，于 2020-09-14（流产后第 39 天）解除危重，2020-09-22 患者各项指标好，予出院。

危重诊断：慢加急性肝衰竭（晚期）。

日 期	PT (s)	Fg (g/L)	FDP (μg/ml)	二聚体 (μg/ml)	PLT (×10⁹/L)	TB (μmol/L)	ALB (g/L)
07-21	34.1	1.55	12.13	3.84	126	—	—
07-23	41.2	0.95	23.32	6.55	130	—	—
07-25	37.8	0.66	31.6	8.81	125	—	—
07-28	35.6	0.70	20.76	5.98	126	—	—
08-02	35.1	0.85	21.66	7.07	105	—	—
08-04	31.4	0.92	7.07	6.64	103	—	—
08-08	27.9	1.62	—	—	—	538.3	40.00
08-09	26	1.48	7.78	2.45	—	602.0	41.00
08-10	27.7	1.31	6.22	1.83	—	591.0	39.00
08-14	26.2	—	—	—	—	564.4	37.70
08-20	22.8	—	—	—	—	496.9	39.09
08-28	23.4	—	—	—	—	491.9	37.35
09-07	19.6	—	—	—	—	268.2	37.42
09-21	18.4	—	—	—	—	154.1	36.01

表 2-35 辅助检查结果

【评审情况】

1. 组织评审机构　区妇幼保健所。

2. 评审级别　区级。

3. 评审类别　A。

4. 评审意见　见表 2-36 和表 2-37。

表 2-36 医疗服务六环节

入　院	诊　断	医疗/管理/监测	护理/监测/执行医嘱	出　院	转诊*
√	√	√	√	√	1

*. 1无；2规范；3不规范

117

表 2-37 医疗服务六个影响因素

医务人员	医疗常规/治疗指南	设 备	药 物	组 织	管 理
√	√	√	√	√	√

5. 孕产妇风险预警管理情况 见表 2-38。

表 2-38 孕产妇风险预警管理

管 理	孕 周	筛查结果或风险分类	风险因素
初筛	孕 12^{+1} 周	阳性	乙肝 5 年
动态评估	初诊（16^{+4} 周）	黄色	乙肝小三阳
	孕 25 周	红色	慢加急性肝衰竭（晚期）

小结：孕产妇风险预警动态评估完整、规范

6. 高风险孕产妇专案管理情况 该孕妇孕 12^{+1} 周在居住地社区早孕建册，自诉乙肝 5 年，但肝功能正常，风险初筛为阳性。孕 16^{+4} 周于区妇幼保健院初诊建卡时因"乙肝小三阳"风险预警动态评估为黄色。孕 24^{+6} 周时因皮肤巩膜黄染加深加重，伴腹泻 3 次，至三级甲等专科医院（市级危重孕产妇会诊抢救中心）急诊科就诊，诊断为"慢加急性肝衰竭（晚期）"，风险预警动态评估为红色。发生危重后，每日跟进随访，直至危重解除。

7. 危重孕产妇管理情况

(1) 危重报告情况

① 危重发生机构：三级甲等专科医院。

危重发生时间：2020-07-19 00:30。

危重发生地点：急诊。

② 危重发生后第一时间处理的医生资质和所属专业科室。

医生资质：主任医师、副主任医师。

所属专业科室：重肝科、妇产科。

③ 危重上报时间。

医院短信上报区妇幼保健所：2020-07-19 01:06。

区妇幼保健所邮件上报市妇幼保健机构：2020 –07–19 01:30。

(2) 危重转会诊情况

① 会诊情况：危重发生后有院内外会诊，院内有多次会诊（重肝科、感染科、ICU），共同拟订治疗方案；院外有 3 家市级危重孕产妇会诊抢救中心的产科、ICU、肝移植科、感染科、重症医学科等会诊。会诊医生均为高级职称。

② 转诊情况：危重发生在市级危重孕产妇会诊抢救中心，未转诊。

③ 危重孕产妇多学科管理情况：响应迅速，调用全院及全市医疗资源。

【成功经验】

1. 临床救治要点 急诊接诊医师反应迅速，急查肝功能报危急值后立即请妇产科会诊，妇产科会诊医师立即上报上级医师和产科主任，报告产科安全办公室，并立即启动危重孕产妇上报流程；上报危重后，积极监测肝功能、凝血功能等相关指标，根据多学科会诊结果，选择 TDF（替诺福韦酯）抗病毒治疗；在补充能量基础上积极纠正低蛋白血症及保肝等内科综合治疗；孕产妇妊娠状态下肝功能持续恶化的情况下，为进一步明确下一步治疗方案，多次组织市级多学科专家会诊，探讨患者病情恶化可能的治疗计划，为患者下一步诊疗做好准备。

2. 孕产期保健管理要点 危重中心分管院长高度关注，多次组织院内、院外大会诊。医务部主任、副主任每日产科巡视救治情况。每日晚上对该例危重孕产妇进行院级专家成员讨论。辖区卫生健康委员会、妇幼保健所领导对危重孕产妇抢救极为重视，每日主动了解孕产妇病情，并至现场了解救治过程中存在的困难。区级评审后以通报形式下发给医疗机构，并督促落实学习与整改。

【专家点评】

患者及时就诊后医疗机构第一时间明确病情较重，考虑重症肝炎，并给予多学科会诊制订周密治疗方案。在住院期间采取对症支持治疗，使得患者病情没有进一步恶化。同时采取保肝抗病毒等治疗对于改善患者的一般情况也提供了有力的保障。

在病情相对稳定的情况下自然流产，产科做好处理重症肝炎在分娩过程中可能出现异常的相关预案。产程中没有发生一般重症肝炎时容易发生的并发症，如产后出血等。

产后继续进行多学科共同处理是保障患者进一步康复的基础。

在危重评审中详细了解了患者从起病到就诊的整个过程，从而比较客观地分析了无论是患者及家属还是医疗机构，以及保健多个环节所采取的措施是否恰当到位。

纵观整个过程及相关行政机构管理部门在救治过程中都发挥了应有的作用，尽管患者病情危重但最终预后良好。

妊娠合并感染性休克

案例 24　妊娠合并感染性休克：宫颈环扎术后

感染是引起早产和流产的常见原因之一，进行保胎相关治疗时，首先应排除感染因素！

【基本概况】

1. 基础信息　杨某，32 岁，本科学历，上海户籍，0-1-2-1，2017 年孕 34^{+6} 周因"臀位早产"剖宫产一次，2 次胚胎停育清宫。否认个人内外科疾病史和家族遗传性疾病史。

2. 社会经济背景　夫妻双方均为职员，经济收入中等。

【本次妊娠情况】

末次月经 2020-04-14，预产期 2021-01-21。孕前 BMI 26.3，孕期在某三级甲等专科医院建卡正规产前检查。因既往早产一次，在早产筛查门诊定期随访。

【病史摘要】

1. 入院病史　因"G4P1，孕 19^{+3} 周，发现宫颈分离"于 2020-08-28 入院。末次月经 2020-04-14，预产期 2021-01-21。因既往早产一次，建卡时风险预警动态评估黄色。孕 19^{+3} 周（8.28）B 超示：宫颈形态呈 U 形，内口分离 14mm，外口分离 7mm。无腹痛腹胀，无阴道流血流液。因"宫颈分离要求宫颈环扎"收入院。

2. 体格检查　体温 37.2℃，脉搏 100 次 / 分，呼吸 20 次 / 分，血压 121/77mmHg。神清，一般情况可。全身查体未见明显异常。腹膨隆，腹软，全腹无压痛。阴道畅，未见明显分泌物，宫颈口闭。

3. 诊治经过及结局　因入院当天门诊查白细胞酯酶测定（＋），予克林霉素口服治疗。3 天后复查 B 超：宫颈全程分离，内口分离 11mm，外口分离 22mm。

查体见羊膜囊凸，复查白细胞酯酶转阴、血常规正常（白细胞 11.28×10^9/L，中性粒细胞百分比 77.1%，血红蛋白 124g/L，CRP2.15mg/L），予经阴道子宫颈环扎术（麦氏），术顺。术后予消炎痛（吲哚美辛片）口服，头孢唑林钠静脉滴注，手术次日（2021-09-01）安琪坦（黄体酮软胶囊）阴道给药（200g，每晚给药 1 次）。术后 6 天（2021-09-07）复查 B 超：宫颈内口分离 27mm，外口分离 17mm。考虑宫颈分离。阴道检查见羊膜囊突出于宫颈外口，直径约 1.5cm，无阴道流血、流液等不适。血常规无异常，阴道分泌物白细胞酯酶阳性，再次予克林霉素口服治疗阴道炎。

术后第 12 天（2021-09-13）08:50-09:30 患者主诉发抖。体温升高 39℃（耳温），血氧饱和度 98%，血压 125/75mmHg，心率 122～136 次/分，血糖 5.8mmol/L。神清，查体未见明显异常，PV：羊膜囊凸，可及环扎线，少许暗褐色出血，环扎线在位，宫颈无撕裂，未及明显活动性出血，分泌物无异味。予吸氧，心电监护。开放静脉，急查血常规 CRP、凝血功能、生化及心肌酶、血培养，完善阴道分泌物培养，行血气分析。予美平（美罗培南）抗感染治疗。

09:30-11:00 观察过程中，患者体温升高 40℃，血压：85/50mmHg，心率 141 次/分，呼吸 23 次/分，血气分析乳酸升高（3.0mmol/L），化验结果显示：血常规：白细胞 3.97×10^9/L，中性粒细胞百分比 91.1%，CRP 28.03mg/L；降钙素原 0.076ng/ml。考虑脓毒血症可能，立即外周 2 路静脉补液扩容。并拆除宫颈环扎线。

11:20 查脉搏 102 次/分，呼吸 23 次/分，血压（80～90）/（40～50）mmHg，考虑感染性休克，立即启动危重孕产妇抢救，完成上报。以去甲肾上腺素升压，继续扩容、抗感染治疗。请危重孕产妇会诊抢救中心高危产科会诊。

拆除缝线后 1h（11:39）胎儿娩出，羊水有异味，胎盘自娩完整，予宫腔培养，加强宫缩。继续升压、扩容纠正内环境。

血培养检出革兰阴性菌，阴道分泌物培养检出大肠埃希菌。

患者于流产后 12 天（9 月 25 日）痊愈出院。

危重诊断：感染性休克。

【评审情况】

1. 组织评审机构 区妇幼保健所。

2. 评审级别 区级。

3. 评审类别 B。

4. 评审意见 见表 2-39 和表 2-40。

表 2-39 医疗服务六环节

入 院	诊 断	医疗 / 管理 / 监测	护理 / 监测 / 执行医嘱	出 院	转诊*
√	√	√	√	√	1

*. 1无；2 规范；3 不规范

表 2-40 医疗服务六个影响因素

医务人员	医疗常规 / 治疗指南	设 备	药 物	组 织	管 理
√	不足	√	√	√	√

5. 孕产妇风险预警管理情况 见表 2-41。

表 2-41 孕产妇风险预警管理

管 理	孕 周	筛查结果或风险分类	风险因素
初筛	孕 9 周	阳性	孕前 BMI 26.3kg/m² 、瘢痕子宫
动态评估	初诊 11^{+3} 周	黄色	孕前 BMI 26.3kg/m² 、瘢痕子宫
	孕 21^{+5} 周	红色	脓毒血症，感染性休克

小结：孕产妇风险预警动态评估完整、规范

6. 高风险孕产妇专案管理情况 初诊评估为黄色一般风险，在院治疗过程中风险预警动态评估为红色，三级专科医院及时报危重专案管理，经市级危重孕产妇会诊抢救中心专家会诊，共同救治。经扩容补液，升压，抗感染等对症处理后病情迅速好转，痊愈出院。

7. 危重孕产妇管理情况

(1) 危重报告情况

① 危重发生机构：三级甲等专科医院。

危重发生时间：2020-09-13 11:40。

危重发生地点：产科病房。

② 危重发生后第一时间处理的医生资质和所属专业科室。

医生资质：主任医师、主治医师、ICU 主任医师。

所属专业科室：产科、ICU。

③ 危重上报时间。

医院短信上报区妇幼保健所：2020-09-13 12:15。

区妇幼保健所电话上报市妇幼保健机构：2020-09-13 12:19。

区妇幼保健所邮件上报市妇幼保健机构：2020-09-13 17:35。

(2) 危重转会诊情况

① 会诊情况：院内（ICU、药剂科）+院外会诊，高危产科会诊医生均为高级职称。

② 转诊情况：转诊至本院 ICU。

③ 危重孕产妇多学科管理情况：10min 内启动并响应，响应及时，建立有完善的 MDT 团队及专家库，院部及时组织救治。

【成功经验】

1. 临床救治要点　患者起病急，进展快，诊断及时，处理积极有效。密切关注生命体征和血指标变化，诊断及时，及时终止妊娠，处理积极有效。患者脓毒血症，感染性休克诊断明确，产时产后需关注患者生命体征及血指标变化。该患者疾病发现及时，终止妊娠及时，团队合作到位。

2. 孕产期保健管理要点　患者孕期定期产前检查，因既往早产 1 次，此次妊娠早产筛查门诊定期随访宫颈长度，及时发现宫颈缩短，排除手术禁忌证后行宫颈环扎术，处理及时到位，手术指征明确，术后给予抗炎等对症支持治疗。保胎过程中，及时发现患者病情变化，并及时拆除宫颈环扎线。后患者病情变化，考虑脓毒血症可能，抢救及时，团队合作到位。

【需改进之处】

宫颈环扎前需对阴道分泌物做病原体培养及药敏试验。环扎后适当延长留观时间，以便及时发现病情变化并积极升级抗生素预防感染。后未再次对阴道分泌物病原体培养及药敏试验。宫颈环扎后高热，病史中未反应血培养连续两次并同时做药敏试验。

【专家点评】

本例为宫颈环扎术后感染，发生感染性休克的案例。从临床角度看，本案例是以超声为指征的宫颈环扎术，具有手术指征。但病史中未能体现出术前是否进行全面检查，从而排除已经发生的感染。在入院后的治疗过程中，因病情反复，留院观察期间发生了感染性休克，经过积极救治，转危为安。这个过程中的监护在病史中也未能体现，除了超声和白细胞酯酶，是否有更多能够提示感染发生的指标。从现有的病史来看，本案例的病情发展极其迅速，发热后迅速发生了感染性休克；临床医生根据病情变化及时拆除了宫颈缝扎线，并按照感染性休克进行救治，获得良好的结果，在专家评审中得到充分肯定，但如果能够充分讨论临床观察的细节，避免此类案例的再次发生，则更好。

从保健角度，孕妇因早产史动态评估为黄色，并在早产专科门诊随访，体现了对于分级保健管理的重视；在发生危重之后，积极救治的同时，及时上报。保健管理措施得当。

案例 25　妊娠合并感染性休克：嗜血细胞综合征

感染性休克是导致孕产妇死亡的主要病因之一。

【基本概况】

1. 基础信息　尧某，24 岁，初中学历，外省户籍，1-1-0-1，2016 年剖宫产，否认个人内外科疾病史和家族遗传性疾病史。

2. 社会经济背景　本人无业，丈夫为公司职员，家庭年收入 8 万元左右。

【本次妊娠情况】

此次自然受孕，末次月经 2019-08-30，预产期 2020-06-07。孕期不规律产前检查 2 次，诊断为妊娠期糖尿病。

【病史摘要】

1. 入院病史 因"孕 32^{+6} 周，发热 3 天，家中娩一死男婴 2h"于 2020-04-14 入院。LMP 2019-08-30，EDC 2020-06-07。孕妇居住地为外省市（双城生活模式），孕早期未在本市建小卡。孕期于 15^{+6} 周、28^{+6} 周在本市某二级综合医院产前检查 2 次，妊娠风险预警动态评估黄色（瘢痕子宫、妊娠期糖尿病）。OGTT（空腹、餐后 1h、餐后 2h）分别为 5.20mmol/L、11.23mmol/L、8.67mmol/L，饮食控制。患者自诉入院前 3 天有低热，体温 37.6℃，无咳嗽咳痰，无尿频尿急尿痛，无腹泻，无头晕眼花等不适。入院前 1 天自觉胎动消失，未予以重视，未来医院就诊。2020-04-14 02:00 开始出现阴道流血，鲜红色，多于月经量，06:00 开始感下腹疼痛不适，07:00 在家中厕所中自娩一死男婴，自诉 5 分钟后胎盘娩出，阴道出血较多，约 700ml。07:33 由 120 转运至医院急诊，急诊拟"产后发热待查：产褥感染、胎盘早剥、产后出血、血小板减少、妊娠期糖尿病、妊娠合并子宫瘢痕、G2P2 孕 32^{+6} 周"收入院。

2. 体格检查 体温 38.6℃，心率 120 次/分，呼吸 20 次/分，血压 86/60mmHg，神志清，精神可，面色苍白，全身皮肤黏膜无黄染，心肺听诊阴性，腹软，无压痛，无反跳痛，肝脾肋下未及。下腹见一横形手术瘢痕。专科检查：外阴及阴道无明显裂伤，阴道出血量不多，宫口未见组织物堵塞，宫底脐下 2 指，无压痛。

3. 诊治经过及结局 2020-04-14 入院后予以心电监护、吸氧，完善辅助检查。急诊血常规：白细胞 1.28×10^9/L，红细胞 3.36×10^{12}/L，血红蛋白 98.00g/L，血小板 35.00×10^9/L↓；凝血功能：PT 14.5s，APTT 49.70s，D- 二聚体 46.90μg/ml，纤维蛋白原降解产物 66.8 μg/ml。急诊生化：总蛋白 57g/L，白蛋白 29g/L，ALT46U/L，AST152U/L。急诊胸部 CT 两肺纹理增多，右侧胸腔积液，心包前底部少量积液。床边 B 超提示：宫腔内混合回声，范围 97mm×74mm×62mm。予头孢呋辛和甲硝唑联合抗炎，输液备血后急诊行清宫术，清除宫腔内积血约 800ml，见暗红色凝血块，组织物不多，未送病理。手术经过顺利，术后阴道出血少。产时产后共出血约 1500ml。清宫术后予以输"O"型红细胞悬液 3 单位纠正失血，继续促进子宫收缩治疗。

2020-04-15 患者仍有低热，无咳嗽胸闷，阴道出血少。血常规：白细胞

$2.95 \times 10^9/L$，红细胞 $3.22 \times 10^{12}/L$，血红蛋白 92.00g/L，血小板 $37.00 \times 10^9/L$，红细胞压积 27%，凝血功能：PT 11.5s，APTT 30.8s，D- 二聚体 110μg/ml，纤维蛋白原降解产物 268.7μg/ml，纤维蛋白原 0.89/L. 总蛋白 42g/L，白蛋白 22g/L，ALT 47U/L，AST 107U/L，考虑 "DIC 可能"，告病重，汇报医务科及产科安全办公室。更换头孢曲松和甲硝唑联合抗感染治疗，输注白蛋白 10g 及纤维蛋白原 1g 对症治疗。

2020-04-16 凌晨患者体温升高，05:30 最高体温达 39.6℃，血压维持在（145～97）/（65～43）mmHg，心率 82～106 次 / 分，血氧饱和度 96%～99%。全院大会诊，并请区级危重孕产妇抢救组专家会诊。会诊后诊断：脓毒血症、宫腔感染、凝血功能异常、血小板减少。建议加强抗感染，换泰能（亚胺培南西司他丁钠）及左氧氟沙星联合抗感染治疗，予以低分子肝素钙抗凝治疗，适当补充纤维蛋白原，维持水电解质平衡，保护胃肠道及重要脏器。

产后第五天，患者血压出现一过性降低至 75/40mmHg，考虑 "感染性休克"，立即上报并启动危重孕产妇急救绿色通道，请市级危重孕产妇会诊抢救中心会诊。后转入危重孕产妇会诊抢救中心继续治疗。电话随访确诊诊断为嗜血细胞综合征。

危重诊断：感染性休克，嗜血细胞综合征。

【评审情况】

1. 组织评审机构　区妇幼保健所。

2. 评审级别　区级。

3. 评审类别　C。

4. 评审意见　见表 2-42 和表 2-43。

表 2-42　医疗服务六环节

入　院	诊　断	医疗 / 管理 / 监测	护理 / 监测 / 执行医嘱	出　院	转诊[*]
√	√	不足 / 不足 / √	√	√	2

*. 1 无；2 规范；3 不规范

表 2-43 医疗服务六个影响因素

医务人员	医疗常规 / 治疗指南	设 备	药 物	组 织	管 理
√	√	√	√	√	不足

5. 孕产妇风险预警管理情况 见表 2-44。

表 2-44 孕产妇风险预警管理

管 理	孕 周	筛查结果或风险分类	风险因素
初筛	不详	外省市早孕检查不详	不详
动态评估	初诊孕 15^{+6} 周	黄色	瘢痕子宫
	孕 28^{+6} 周	黄色	瘢痕子宫，妊娠期糖尿病

小结：在沪期间孕产妇风险预警动态评估完整、规范

6. 高风险孕产妇专案管理情况 孕妇居住在外省市，孕产妇保健情况不详，在沪期间 2 次产前检查，妊娠风险预警动态评估均规范。

7. 危重孕产妇管理情况

(1) 危重报告情况

① 危重发生机构：二级综合医院。

危重发生时间：2020-04-18 12:40。

危重发生地点：产科病房。

② 危重发生后第一时间处理的医生资质和所属专业科室。

医生资质：科住院医师。

所属专业科室：产科。

③ 危重上报时间。

医院短信上报区妇幼保健所：2020-04-18 12:40。

区妇保健保所短信上报市妇幼保健机构：2020-04-18 14:38。

区妇幼保健所邮件上报市妇幼保健机构：2020-04-18 17:30。

(2) 危重转会诊情况

① 会诊情况：院内院外（ICU、产科、重症科、感染科、血液科）会诊医生均为高级职称。

② 转诊情况：及时转诊至对口的危重孕产妇会诊抢救中心。

③ 危重孕产妇多学科管理情况：危重上报 5h 内危重孕产妇会诊抢救中心会诊，并于当天转诊至危重孕产妇会诊抢救中心。

【成功经验】

1. 临床救治要点　流产后感染性休克、脓毒血症、DIC，经治疗后效果不佳，后转上级医院成功救治。

2. 孕产期保健管理要点　患者孕期在沪产前检查期间，按规范开展孕产妇风险预警管理工作，正确筛查、动态评估。

【需改进之处】

1. 临床救治　产后高热需及时做血培养及药物敏感试验，发生 DIC 应及时上报危重，二级医院收治重患者诊断 DIC 后应及时请上级医院会诊，无救治能力应及时转院治疗，并及时上报危重，以便集多方资源进行救治。

2. 保健管理　该孕产妇居住在外省市，孕早期未在本市早孕建册，孕期 2 次在沪规范产前检查，需加强孕产妇孕期随访，减少危重发生。

【专家点评】

患者在某二级综合医院不规则产前检查 2 次，因"发热 3 天，自娩死胎 2h"入院。入院检查时，患者此时已经存在发热、产后出血、血压降低、脉压降低、凝血功能障碍等休克、DIC 相关表现，临床上达到上报危重标准时，由于医生对上述常见的症状并未足够重视，未及时汇报医务科和产科安全办公室、请区级危重孕产妇会诊抢救中心会诊、请市级危重孕产妇会诊抢救中心会诊并转诊。最终患者因感染严重导致嗜血细胞综合征（也不排除是由妊娠导致的嗜血细胞综合征，与感染因素叠加造成危重状态）。

整个临床处理过程中，由于缺乏对感染性休克的认识，存在诊断与处理不及时的问题。更明显的缺陷则是在保健管理中出现的问题。患者虽居住外省市，但孕期在沪期间能进行两次产前检查，孕妇还是存在一定的保健意识，门诊妊娠风险预警动态评估为黄色。孕产妇收入院后因病重汇报医务科和产科安全办公室有所延迟，病例管理和临床问题互为因果，诊断不及时不明确，所以管理上未及时跟上；又因未能及时联系市级危重孕产妇会诊抢救中心会诊，再次造成诊断上的延迟。所幸患者在这段时间中病情发展尚缓，未达立即危及生命的程度。转诊后的诊疗过程没能详细表述。

本案例的评审中，评审专家指出临床上未能及时诊断的问题，以及保健管理中未能及时上报危重的问题，同时还进一步提出需加强与外省市妇幼保健机构联动的问题，以便将上海的管理经验扩大，惠及更广泛的孕产妇。

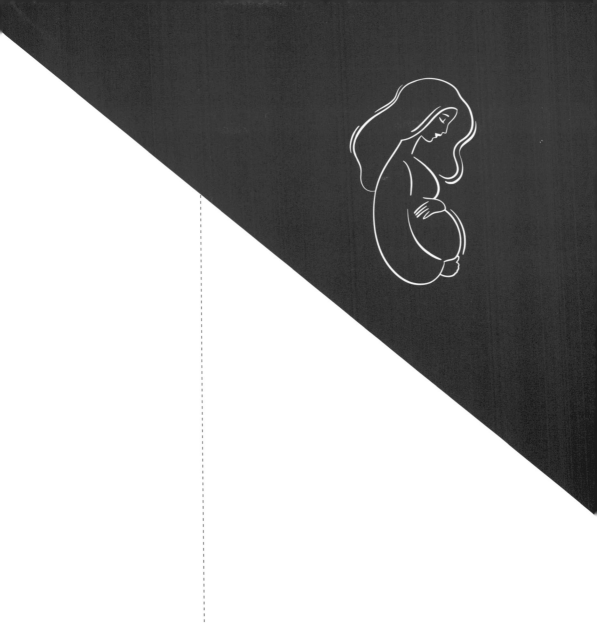

附　录

附录 A 世界卫生组织制定的危重孕产妇诊断标准

一、临床标准

1. 急性发绀。

2. 喘息。

3. 呼吸＞40 次 / 分或＜6 次 / 分。

4. 休克。

5. 采取补液措施或使用利尿剂无效的少尿。

6. 凝血功能障碍。

7. 意识丧失持续时间≥12h。

8. 意识丧失伴脉搏或（和）心搏停止。

9. 脑卒中。

10. 无法控制的痉挛或全身瘫痪。

11. 子痫前期伴黄疸症状。

二、实验室标准

1. 动脉血氧饱和度＜90% 的持续时间＞60min。

2. 动脉血氧分压与吸入氧气分数的比值＜26.7kPa（200mmHg）。

3. 血清肌酐浓度≥300μmol/L（3.5mg/dl）。

4. 血清胆红素浓度＞100μmol/L（6mg/dl）。

5. 全血液 pH＜7.1。

6. 全血液乳酸浓度＞5mmol/L。

7. 急性血小板计数降低＜50×10^9/L（50 000/mm^3）。

8. 意识丧失伴尿糖或者尿酮呈阳性。

三、基于救治措施的标准

1. 持续使用血管活性物质。

2. 感染或者产科出血导致的子宫切除。

3. 静脉输注红细胞≥5 单位。

4. 与麻醉无关的气管插管及通气时间≥60min。

5. 因急性肾衰竭而采取血液透析治疗。

6. 采取心肺复苏治疗。

附录 B 上海市危重孕产妇评审管理要求

一、上海市危重孕产妇上报标准

1. 妊娠并发症

(1) 产科出血（出血≥2000ml，或出现休克）。

(2) 异位妊娠（出血≥2000ml，或出现休克）。

(3) 子痫前期重度（心力衰竭、肾衰、脑出血、HELLP 综合征等）、子痫。

(4) 羊水栓塞。

(5) 子宫破裂伴休克。

(6) 各种产科疾病所致的 DIC。

(7) 妊娠期急性脂肪肝。

(8) 其他危及生命的产科疾病。

2. 妊娠合并症

(1) 严重心血管疾病：心功能Ⅲ～Ⅳ级、左心室收缩功能不全（LVEF＜30%）、重度肺动脉高压、严重心律失常伴血流动力学不稳定、急性心肌梗死、急性感染性心内膜炎、高血压危象、高血压脑病、主动脉夹层等。

(2) 呼吸系统疾病：中高危肺栓塞、重症肺炎、急性血行播散型肺结核、重症哮喘急性发作、各种原因引起的大咯血、呼吸衰竭。

(3) 消化系统疾病：重症胰腺炎、急性消化道出血伴休克、肝衰竭。

(4) 急性肾衰竭。

(5) 内分泌疾病：糖尿病严重代谢紊乱综合征（酮症酸中毒、高渗高血糖综合征），甲状腺危象。

(6) 血液系统疾病：凝血功能障碍（血小板＜20×10^9/L 伴有自发性出血）。

(7) 免疫系统疾病：活动期伴多脏器功能受损。

(8) 神经系统疾病：危及生命的脑血管意外（脑出血、脑缺血）、癫痫持续状态、昏迷。

(9) 休克（感染性、心源性、过敏性、失血性、神经源性等）。

(10) 孕产期严重感染并发脏器功能受损、结核性脑膜炎。

(11) 恶性肿瘤晚期。

(12) 其他危及生命的严重内外科疾病。

二、上海市危重孕产妇评审内容及要求

1. 评审内容

(1) 通过分析危重孕产妇抢救案例从到院就医至出院的 6 个环节（入院、诊断、医疗 / 监测 / 管理、护理 / 监测 / 执行医嘱、转诊、出院），总结、推广行之有效的适宜技术和管理、服务经验；对存在的问题和不足提出改进意见。评审后及时完整填写《危重孕产妇个案表》（附表 B-1）。

(2) 接产医院院级评审判定属濒临死亡孕产妇者，需填写《濒临死亡孕产妇个案表》（附表 B-2）。

(3) 如发生转诊，所有涉及的医疗机构及辖区妇幼保健专业机构均需及时组织评审，并完整填写《危重孕产妇个案表》（每家机构各 1 份分别填写）。

2. 分级评审模式

(1) 院级评审：每月 1 次，评审组由产科安全办公室主任、医务科负责人、产科主任、产科和相关专业的高年资医师、护士长等组成。评审后完成《危重孕产妇个案表》，并报送辖区妇幼保健专业机构，落实改进措施。

(2) 区级评审：每季度一次，评审成员由区卫生健康行政机构分管领导、区妇幼保健专业机构领导、产科主任等组成，需要时可增加相关学科专家。各区妇幼保健专业机构每季度评审本辖区上报的所有妊娠并发症病例，妊娠合并症病例各区可根据情况酌情纳入评审范畴。评审后完成《危重孕产妇个案表》，并按时将《濒临死亡孕产妇个案表》《区危重孕产妇评审汇总表》（附表 3）上报至市妇幼保健专业机构。

(3) 市级评审：每季度抽取典型病例（妊娠并发症和合并症），对其进行讨论分析，发现亮点和问题，提出改进措施。市级评审专家由市级妇产科，以及相关学科的相关专家组成。

3. 危重评审类别

A：临床救治和管理均规范。

B：临床救治或管理存在不足。

C：临床救治和管理均存在不足。

总结经验，提高危重孕产妇抢救业务和管理水平。

附表 B-1　危重孕产妇个案表

医院名称（下拉框选择）

病例编号：（年份加 3 位流水号自动生成，如 2011–123）

身份证号码：□□□□□□□□□□□□□□□□□□

患者姓名：　年龄：　　孕次：产次：　产前检查次数：　　联系电话：

户籍：本市　外地（来沪年月 / 来沪就医天）（下拉框选择）　　住院号：

入院时间：　年　月　日　　目前诊断：出院 / 转出时间：　　年　月　日（下拉框选择）

一、发生时间、地点（下拉框选择）

□ 产前（妊娠周）

□ 产时（孕周周）

□ 产后（小时或天）

□ 门急诊

□ 住院

二、上报依据

（一）妊娠并发症　　□无　□有

1.1 产科出血

□ 1.1.1 出血≥2000ml

□ 1.1.2 休克

1.2 异位妊娠

□ 1.2.1 出血≥2000ml

□ 1.2.2 休克

1.3 子痫

□ 1.3.1 子痫前期重度（心力衰竭、肾衰竭、脑出血、HELLP 综合征等）

□ 1.3.2 子痫

1.4 羊水栓塞 □

1.5 子宫破裂伴休克 □

1.6 各种产科疾病所致的 DIC □

（续表）

附表 B–1　危重孕产妇个案表

1.7 妊娠期急性脂肪肝 □

1.8 其他危及生命的产科疾病 □

（二）妊娠合并症 □无 □有

2.1 严重心血管疾病

□ 2.1.1 心功能Ⅲ～Ⅳ级

□ 2.1.2 左心室收缩功能不全（LVEF＜30%）

□ 2.1.3 重度肺动脉高压

□ 2.1.4 严重心律失常伴血流动力学不稳定

□ 2.1.5 急性心肌梗死

□ 2.1.6 急性感染性心内膜炎

□ 2.1.7 高血压危象

□ 2.1.8 高血压脑病

□ 2.1.9 主动脉夹层

□ 2.1.10 其他

2.2 严重肺部疾病

□ 2.2.1 中高危肺栓塞

□ 2.2.2 重症肺炎

□ 2.2.3 急性血行播散型肺结核

□ 2.2.4 重症哮喘急性发作

□ 2.2.5 各种原因引起的大咯血

□ 2.2.6 呼吸衰竭

□ 2.2.7 其他

2.3 消化系统疾病

□ 2.3.1 重症胰腺炎

□ 2.3.2 急性消化道出血伴休克

□ 2.3.3 肝衰竭

□ 2.3.4 其他

2.4 急性肾衰竭

2.5 内分泌疾病

□ 2.5.1 糖尿病严重代谢紊乱综合征（酮症酸中毒、高渗高血糖综合征）

□ 2.5.2 甲状腺危象

□ 2.5.3 其他

（续表）

附表 B-1　危重孕产妇个案表

2.6. 血液系统疾病

☐ 2.6.1 凝血功能障碍（血小板<$20×10^9$/L 伴有自发性出血）

☐ 2.6.2 其他

2.7 免疫系统疾病：活动期伴多脏器功能受损 ☐

2.8 神经系统疾病

☐ 2.8.1 危及生命的脑血管意外（脑出血、脑缺血）

☐ 2.8.2 癫痫持续状态

☐ 2.8.3 昏迷

☐ 2.8.4 其他

2.9 休克

☐ 2.9.1 感染性

☐ 2.9.2 心源性

☐ 2.9.3 过敏性

☐ 2.9.4 失血性

☐ 2.9.5 神经源性

☐ 2.9.6 其他

2.10 恶性肿瘤晚期 ☐

2.11 孕产期严重感染 ☐

2.12 其他危及生命的严重内外科疾病 ☐

三、过程

1. 干预措施　　☐ 无　☐ 有

☐ 1.1 重症监护 / 入住 ICU

☐ 1.2 子宫切除

☐ 1.3 其他

2. 转诊　　☐ 否　☐ 是

☐ 2.1 外院转入（区机构、住院号）

☐ 2.2 转至（区机构、住院号）

四、转归（分娩日期　年　月　日）

☐ 4.1 孕产妇平安

☐ 4.2 新生儿平安

☐ 4.3 孕产妇死亡

☐ 4.4 围产儿死亡

☐ 4.5 濒临死亡（需填写《濒临死亡孕产妇个案表》）

（续表）

附表 B-1　危重孕产妇个案表

五、评审（各级分别填写）

1. 评审单位及日期：

☐ 院级：☐☐☐☐ 年 ☐☐ 月（单位）

☐ 区级：☐☐☐☐ 年 ☐☐ 月（单位）

☐ 市级：☐☐☐☐ 年 ☐☐ 月

2. 评审后诊断

☐ 符合　☐ 不符合：纠正诊断

3. 医疗服务六环节

3.1 入院

就诊及时：☐ 是　☐ 否

接诊及时：☐ 是　☐ 否

入院及时：☐ 是　☐ 否

3.2 诊断

及时：☐ 是　☐ 否

正确：☐ 是　☐ 否

3.3 医疗　　规范：☐ 是　☐ 否

病情监测　　规范：☐ 是　☐ 否

管理　　规范：☐ 是　☐ 否

3.4 护理　　规范：☐ 是　☐ 否

监测　　规范：☐ 是　☐ 否

执行医嘱　规范：☐ 是　☐ 否

3.5 转诊

及时：☐ 是　☐ 否

规范：☐ 是　☐ 否

3.6 出院

诊断正确：☐ 是　☐ 否

处理正确：☐ 是　☐ 否

随访指导：☐ 有　☐ 无

评审结论：

1. 成功经验

2. 需改进之处

3. 改进建议

六、病史摘要

模板：（包括入院、诊断、医疗 / 管理 / 监测、护理 / 监测 / 随后处理、出院、转诊等）

附表 B–2　濒临死亡孕产妇个案表（助产医疗机构填写）

医院名称（下拉框选择）

病例编号：（年份加 3 位流水号自动生成，如 2011–123）

身份证号码：□□□□□□□□□□□□□□□□□□

患者姓名：　　年龄：　　孕次：　　产次：　　产前检查次数：　　孕周：　　联系电话：

户籍：本市　　外地（来沪年月 / 来沪就医天）（下拉框选择）　　住院号：

入院时间：　　年　月　日　　目前诊断：出院 / 转出时间：年 月 日（下拉框选择）

1. 脏器功能衰竭 / 危及生命的情况

1.1 □ 心血管功能衰竭

[休克，心搏骤停，心肺复苏，严重低灌注（乳酸盐＞5mmol/L 或＞45mg/dl）或严重酸中毒（pH＜7.1），持续使用血管活性药物]

1.2 □ 呼吸功能衰竭

[严重呼吸困难（呼吸频率＞40 次 / 分或＜6 次 / 分），急性发绀，严重低氧血症（血氧饱和度＜90% 持续 60min、氧合指数＜200）或与麻醉无关的气管插管及机械通气持续 60min]

1.3 □ 肾衰竭

[少尿或无尿，严重氮质血症（肌酐≥300 μmol/L 或≥3.5mg/dl），针对急性肾衰竭的血液透析]

1.4 □ 凝血 / 造血功能障碍

[失血≥3000ml 或凝血 / 造血功能障碍等合并严重并发症]

1.5 □ 肝功能衰竭

[肝衰竭，血清总胆红素≥171μmol/L 或＞每日上升≥17.1μmol/L]

1.6 □ 神经系统功能障碍

[昏迷（持续＞12h）、脑卒中、全身性抽搐持续状态]

1.7 □ 麻醉意外

[收缩压≤90mmHg 持续 60min 以上]

1.8 □ 其他

2. 终止妊娠：□ 否　　□ 是

分娩或清宫日期　　□ 不详　　□□□□ – □□ – □□

方式：

□ 完全流产　　　□清宫　　　□药物引产

□ 宫外孕手术　　　□阴道分娩　　　□剖宫产

□ 子宫破裂手术

□ 不详 / 其他

（续表）

附表 B-2　濒临死亡孕产妇个案表（助产医疗机构填写）

3. 到达医疗机构 / 转诊过程中的情况

□ 入院前分娩或流产（途中、家中）

□ 入院后 3h 内自然分娩

□ 入院后 3h 内剖宫产 / 其他医院已做剖宫手术

□ 外院转入

□ 转至上级综合性医院（危重中心、三级综合性医院）

4. 干预措施　　□无　　□有

4.1 预防产后出血：　□无　　□有

□ 缩宫素　　　□其他宫缩剂

4.2 产后出血的治疗：□无　□有

□ 缩宫素

□ 米索前列醇

□ 卡贝缩宫素（巧特欣）

□ 卡前列素氨丁三醇（欣母沛）

□ 其他宫缩剂（如麦角新碱等）

□ 检查及缝合产道裂伤

□ 清除宫腔残留物

□ 填塞（宫腔、球囊等）

□ 动脉结扎

□ 子宫压迫缝合（B-Lynch、Hayman 等）

□ 子宫动脉栓塞

□ 子宫切除

□ 使用血液制品

种类及用量：

□ 其他

4.3 抗抽搐：□无　□有

□ 硫酸镁

□ 其他抗抽搐药物

（续表）

附表 B-2　濒临死亡孕产妇个案表（助产医疗机构填写）

5. 濒临死亡的主要原因

☐ 流产或宫外孕

☐ 产科出血

☐ 妊娠期高血压疾病

☐ 妊娠相关感染

☐ 其他产科疾病

☐ 内科 / 外科 / 精神疾病等

☐ 治疗中的意外并发症

☐ 原因不明

☐ 其他

6. 其他相关因素

☐ 中重度贫血

☐ HIV 感染

☐ 瘢痕子宫

☐ 滞产 / 阻塞性难产

☐ 子宫切除

☐ 其他

7. 孕产妇死亡

☐ 妊娠期间

☐ 终止妊娠后 42 天内死亡

8. 围产儿情况　　☐ 单胎　☐ 多胎

☐ 存活　　☐ 死胎　☐ 死产　☐ 早期新生儿死亡

填报单位

填报日期：☐☐☐☐☐☐☐☐

填表说明：

1. 接产医院院级评审时，如果发现有脏器功能衰竭 / 危及生命的情况，只要符合第一条中的任意一项，就需填写此表（市区级评审时发现漏填报者需补填）。

2. 基本信息：系统由危重孕产妇个案信息表自动生成，孕周请填危重发生时的孕周

附表 B-3　区危重孕产妇评审汇总表

年 第　季度

姓名	评审后主要诊断	外区转入		本区转出		规范转诊		成功经验		存在不足	
		是（来源区 __ ）	否	是（转至__区）	否	是	否	有	无	有	无

备注：推荐市级评审病例 _____（列出姓名）

评审单位：_____（盖章）

评审日期：_____

附录 C　常用缩略语

Apgar	新生儿阿普加评分
OGTT	口服葡萄糖耐量试验
LOA	左枕前位
DNA	脱氧核糖核酸
ROT	右枕横位
DSA	数字减影血管造影
HELLP	溶血、肝酶升高、血小板减少综合征
ALT	丙氨酸转氨酶
AST	天冬氨酸转氨酶
HUS	溶血性尿毒症
TTP	血栓性血小板减少性紫癜
ICP	肝内胆汁淤积症
CRP	C 反应蛋白
TORCH	弓形虫、风疹病毒、巨细胞病毒、单纯疱疹病毒、其他病原微生物
BNP	脑钠肽
NT-proBNP	氨基末端脑钠肽前体
AFI	羊水指数
DIC	弥漫性血管内凝血
DKA	糖尿病酮症酸中毒
LVEF	左心室射血分数
EF	射血分数
Holter	24h 动态心电图

FHR	胎心率
BPD	双顶径
HC	头围
AC	腹围
FL	胎儿股骨长度
AFV	羊水量
S/D	脐动脉收缩压与舒张压比值
PI	搏动指数
NF	颈项厚度
CRL	头臀长
GBS	B 族溶血性链球菌
BPD-HC-AC-FL	双顶径 – 头围 – 腹围 – 股骨长度
NST	无应激试验
CVP	中心静脉压
IVF	体外受精 – 胚胎移植
NIPT	无创产前检查技术
SPO$_2$	血氧饱和度
MDT	多学科会诊
BMI	体重指数
LA	左心房
LV	左心室
Alb	白蛋白
LDH	乳酸脱氢酶
DDimer	D- 二聚体
APTT	部分活化凝血活酶时间
CTA	CT 血管造影术
ARDS	急性呼吸窘迫综合征
P/F	氧合指数

ECMO	体外膜氧合
ICU	重症监护室
RICU	呼吸重症监护室
AIHA	自身免疫性溶血性贫血
Graves	毒性弥漫性甲状腺肿
Coombs test	抗人球蛋白试验
SLE	系统性红斑狼疮
FDP	纤维蛋白（原）降解产物
PT	凝血酶原时间
Fg	血浆纤维蛋白原
AML-M$_3$	M$_3$型急性髓细胞白血病
APL	急性早幼粒细胞白血病
hCG	人绒毛膜促性腺激素
RBC	红细胞
Hb	血红蛋白
PLT	血小板
IVIG	丙种免疫球蛋白
HBV-M	乙肝病毒血清学检查
HBsAg	乙型肝炎病毒表面抗原
HBsAb	乙型肝炎病毒表面抗体
HBeAg	乙型肝炎E抗原
HbeAb	乙型肝炎E抗体
HbcAb	乙型肝炎病毒核心抗体
TBIL	总胆红素
DBIL	直接胆红素
TBA	总胆汁酸
PV	盆腔超声检查